それでも「コレステロール薬」を飲みますか？

薬剤師が教える薬に頼らず長生きする方法

薬剤師・栄養学博士
宇多川久美子

河出書房新社

はじめに

私は「薬を使わない」薬剤師として活動をしています。薬剤師になったのはかれこれ36年前、それ以来医療の現場でいわゆる「患者さんに薬を出す」仕事を20年くらい続けました。

毎日毎日患者さんが処方箋を持ってやってくる。それに対して「少しでもよくなってほしい」「楽になってほしい」という想いをこめて私たち薬剤師は薬を調剤し、手渡しします。「ちゃんと用法を守って飲んでくださいね」という言葉を添えて。

でも、そんな日々の中で私の心の中に積もっていく想いがありました。それは「毎日こんなにたくさんの患者さんに薬を出し続けているのに、どうして薬を求める患者さんの数が減っていかないいんだろう?」ということです。

急性疾患の患者さんなら、一定期間で薬局に来ることもなくなりますが、「生活習慣病」と言われる慢性疾患の患者さんは薬のおかげでよくなって薬を飲まなくなるどころか、薬の量が増えていく人の方が多かったように思います。最初は軽いお薬が1錠だったのに、それが2錠になり3錠になり……、気がつけば複数の種類の薬を20錠、30錠飲むように指導するなんていうこともありました。

「あれ？　私はいったい誰のために何がしたくて薬を出しているんだろう」と、ある日ふと思いました。

その時から始まったのが「薬っていったい何だろう？」という問いかけです。**薬を飲み続けても身体がよくならないなら、何のために薬を飲んでいるんだろう？**と強く疑問に思うようになりました。

現在の薬局で処方されるような薬、つまり西洋薬が世に広まるようになったきっかけは1800年代半ばのクリミア戦争です。戦争中、戦地では多くのケガ人が出ます。出血を止める必要がありました。また、不衛生を強いられるような場所で集団生活をしているので感染症などが広がる危険性もありました。急性のケガや痛みを一時的に抑えたり、出血を止めたり、感染症の原因となる菌を減らしたり殺したりすることには薬はとても有効で素晴らしい力を発揮します。そう、そもそも薬は急場をしのぐためのものだったのです。

ところが、その後私たちは慢性疾患に対しても薬を使うようになっていきます。薬の力で値を下げるということを慢性的に続けているのです。**現在、病院で処方されている薬の約9割は慢性疾患に対するものだと言われています。**

薬というのは、ほとんどが合成物ですから人間の身体にとっては「異物」です。異物ですから、身体の中に入った薬は本人が感じるか感じないかにかかわらず様々な影響をよくも悪くも及ぼすことになります。目に見えたり、明らかに身体の調子が悪かったりする場合は副作用として大きく注目されますが、それ以外でも何らかの異物反応は起こっているはずです。

そのような異物でもある薬を、急場をしのぐためだけではなく半永久的に飲み続けたら、いったい身体にどんな影響を与えることになってしまうのか？　私はとても大きな不安を感じています。薬が必要な場面というのは、もちろんあります。だから、私は薬を完全に否定する立場ではありません。薬によって助けられることがたくさんあることを知っています。

ただ、一方で「必要じゃない」場合も多いのではないかと思うのです。特に慢性的な病気の場合には、本当にその身体を治すことができるのはその人自身だけだと思うに至っています。

慢性的な症状の代表的なものの一つとして、よく相談を受けるのが「コレステロール値」に関するものです。「やや肥満気味」で「ＬＤＬ（悪玉）コレステロールが高い」という健康診断の結果が出て、お医者さんから**「中性脂肪やコレステロールを下げる薬を飲まなくてはだめですよ」と言われたんですが、本当に飲まないといけませんか？　という悩みを抱えている人がたくさんいらっしゃるのです。**また、そういう方はご自身でもいろいろと調べたりもしているので「コレステロールが高い方が長生きするという話を聞いたのですが、本当ですか？」などという質問を受けることもありました。

これは世界で最も権威ある医学雑誌の一つ、『ランセット』に発表された論文でも裏付けられています。これまでの常識を覆《くつがえ》すような驚くべき内容だったこともあっていくつかの雑誌などで取り上げられたのですが、残念ながらまだまだ一般の方の目に触れる機会はそう多くはないようで知らない方も多いのが現実です。

ここでかんたんにご紹介しておきましょう。2017年8月29日に『ランセット(※)』のオンライン版に掲載された論文の中に、こういう一節があります。

「脂肪の摂取量が多いほど死亡リスクは低下する」

え？　と、頭の中が混乱した方も多いのではありませんか？　これまでの健康指導では「脂質を摂るのをなるべく控える」ことが推奨されてきました。それが刷り

※出典：Lancet　2017年8月29日 390, 2050–62(2017)

込まれていて、食事のたびについ「少しでも脂肪分が少ないものを……」と選ぶ方は今も多いと思います。それが、全く反対で「脂質を摂った方が死亡リスクは低くなる」というのですから驚きです。コレステロールというのはこの後に詳しく説明しますが、脂質の一種です。つまり、この論文で言うところの「脂肪の摂取量」にはコレステロールの摂取も含まれています。

これまでの常識に疑問符がついたわけですから、混乱する方も増えるでしょう。誰もがみな「正しい情報」を知って、自分の身体に関することを自分で判断して決めていただきたいと思います。

本書では、コレステロールが高い、低いというのはいったいどういうことなのか？その値を下げるために本当に薬は必要なのか？　いや、そもそも下げる必要はあるのか？　という基本的なことから始めて、世界で最も売れているというコレステロールの薬についても一緒に考えていきたいと思います。

あまりにも多くの方がコレステロールについては噂程度の情報しか得られないいまに、右往左往しているような気がします。

あるいは医師の指示に忠実に従うばかりで、自分の「身体の声」に耳を傾けていないのではないでしょうか。

正しい知識と情報をまずはしっかりと得て、それを自分で咀嚼《そしゃく》して考えましょう。**薬を飲んでいる人も、飲みたくなくて悩んでいる人も「その薬が自分にとって必要かどうか」を今一度考えてみてください。**

読者のみなさんが自分なりの正しい判断にたどりつけるように、薬剤師として得た知識と情報を余すところなくお伝えしたいと思います。

宇多川久美子

目　次

第3章 長生きするのはどっち？

第4章 「薬さえ飲んでいればＯＫ」なのか？　気になる副作用は？

第1章

コレステロールはなぜ「悪者」になったのか？

「コレステロール」って何？本当に悪者なの？

「コレステロール」という言葉を知らない大人はほとんどいないと言ってもいいくらいに、有名になりました。でも、コレステロールって何のことか知っていますか？多くの方は「なんだか身体によくないもの」くらいのイメージを漠然と持っているだけだと思います。

そう、コレステロールは有名でも「悪名高い」存在として認識されています。

最初にみなさんがコレステロールについてどの程度知っているのか、あるいは知っているつもりなのかをご自身で確かめていただくためのチェック項目を用意しました。次ページの15項目を「○」「×」でチェックしてみてください。できれば、今

●●● コレステロール認知度チェック

□ ❶ コレステロールは身体に害を及ぼす脂質なので
できるだけ少ない方がよい

□ ❷ 体内のコレステロールの多くは、卵やイカなどに含まれる
コレステロールが蓄積されたものである

□ ❸ HDLコレステロールは「善玉コレステロール」と呼ばれている

□ ❹ LDLコレステロールの基準値は180mg/dl未満である

□ ❺ LDL受容体の働きが弱いと、血中コレステロールが増加する

□ ❻ 血中コレステロールの増加後、動脈硬化が
さらに促進するのには活性酸素が関係している

□ ❼ 中性脂肪の増えすぎも、動脈硬化を促進する

□ ❽ 女性は閉経後に血中のLDLコレステロールが増加する

□ ❾ 50歳以上の男性に多い病気に末梢動脈疾患がある

□ ❿ コレステロール値を下げるには、薬物療法が第一選択となる

□ ⓫ 食べ物に含まれているコレステロールと
血中コレステロールは同じものである

□ ⓬ 卵を食べるとコレステロール値は上昇する

□ ⓭ 現在の健康指導においては
「炭水化物６：タンパク質２：脂肪２」の配分となっている

□ ⓮ 血中コレステロール値が低いほど総死亡率も低くなる

□ ⓯ コレステロールが高めの人はカロリー０食品を
積極的に摂ったほうがよい

※解答は160ページ

の時点（本書のこの先を読む前）の答えと、読み終わってからの答えがどう変化したかを比べてみていただくといいでしょう。というのも、コレステロールについてはかつて広まった誤解をそのまま信じ続けている方が案外多いのです。

コレステロールはギリシャ語の「chole＝胆汁」と「sterol＝個体」の複合語です。18世紀後半に発見されました。**コレステロールは身体を構成するために必須の物質で、体内のいろいろなものを作ってくれる大切な物質の一つです。**

たとえば細胞膜はコレステロールから作られます。コレステロールがない状態だと、丈夫な細胞膜を作ることができません。その他、神経細胞やホルモンなどの原料にもなります。脂溶性のビタミンの吸収を助けるためには胆汁酸が必要なのですが、その材料の一つがコレステロールです。

コレステロールは糖質や脂肪酸を材料として主に肝臓で合成されます。「え？　コレステロールって自分の身体の中で作っているの？」と驚かれる人も多いのではないでしょうか？　コレステロールは生きていくために必要な物質なので、ちゃんと体内で作り出せるような仕組みになっているのです。では、外から食べ物として入ってくるコレステロールは身体に対してどんな作用を及ぼすのでしょうか。

「卵は一日1個まで！」というコレステロールの迷信

卵はコレステロール値が高いから、どんなに好きでも一日に１個までしか食べてはいけない。今でもそう信じ込んでいる人がたくさんいらっしゃいます。

そもそも卵がコレステロールの塊、コレステロールの代表のように言われるようになったのは１９１３年に行われたロシアでの実験が元になっています。当時、食べ物として体内に取り入れたコレステロールが人体にどういう影響を与えるかがまだよく分かっていなかったので、人体での実験は避けてウサギが使われました。栄養価の非常に高い卵をウサギに食べさせ続けたところ、血中のコレステロール値はぐんぐん増加し、ついにはウサギは動脈硬化を起こしてしまいました。この実験によって「卵＝コレステロール」という印象が生まれたのです。

でも、これは大きな誤解の元でした。というのも、ウサギは草食動物です。普段は卵のような動物性の脂肪を含む食品を食べることはありません。食べたことのないものなので、体内での調整機能も働かず、ストレートにコレステロール値の上昇という結果につながってしまったのです。

一方、人間は雑食性です。また、元々身体の中でコレステロールの合成をする機能を持っています。食品として体内に入ってくるコレステロールの量を調節する機能もあるので、食べ物に含まれるコレステロールがそのまま血中コレステロールになるわけではありません。**私たちが日常的に信じ込まされていた「卵を食べるとコレステロールが高くなる」「コレステロールの高いものを食べると動脈硬化を起こす」という迷信は、このロシアのウサギの実験から始まったのです。**

さらに、１９７０年代にアメリカのヘグステッドという学者たちが、「食品中のコレステロールが１００mg増加すると、血中のコレステロールが６mg/dl上がる」という有名な「ヘグステッドの式」を提唱し、長い間この式が採用されていたことも食品中のコレステロールはよくないという常識ができ上がっていく要因となりました。

一日10個の卵を5日間食べ続けたらどうなる？

現在は撤廃されたのですが、２０１５年までは厚生労働省がコレステロールの摂取基準という数字を設けていました。それによると一日のコレステロール摂取目標量は成人男性で７５０mg未満、成人女性で６００mg未満となっていました。そこで、卵がやり玉にあがったのです。「卵は、あんなに小さい存在ながらMサイズ1個当たり約235㎎のコレステロールが含まれている。朝昼晩と卵料理を食べていたらすぐに目標をオーバーして、大変なことになる！」というわけです。

いつのまにかそんな説が独り歩きしてしまいました。

これに対して元東海大学医学部教授の大櫛陽一《おおぐしよういち》先生が、卵とコレステロールの関係を探る大々的な実験をされています。約8万人を対象とした調査で、週に14個の卵を食べてもコレステロール値は上がらなかったという結果が出ています。これを受けて大櫛先生は「**卵を食べすぎても悪玉（LDL）コレステロールの値は上がらない」こと**を発表されました。

また、日本では他にもこんな実験が1981年に行われています。

健康な成人に一日5〜10個の卵を5日間連続して食べさせた結果をまとめたもので、それによると一日に10個の卵を食べた人でも血中コレステロールの値はほとんど変化しなかったそうです（※1）。

出典：※1 辻悦子、鈴木慎次郎（国立栄養研究所） 栄養と食糧 34(2) 169-171(1981)

海外の論文でも次のようなものがあります。

- 一日卵2個の摂取の影響を摂取5時間後から54日後まで調べた結果、各期間で卵摂取による血中コレステロール濃度の上昇は見られなかった（※2）。
- 一週間当たり2個、または7個の卵を8週間連続で与えた結果、血中コレステロール濃度に有意な上昇は見られなかった（※3）。
- 高コレステロール血症者に低脂肪食と1週間当たり12個の卵を6週間与えた結果、卵を与えても血中脂質濃度に影響は見られなかった（※4）。
- そして、これらの論文を踏まえて、50年以上にわたる１６７件の研究（３０００人以上の被験者）によると、食事からのコレステロール摂取は、血中コレステロール濃度にほとんど影響を与えないことが分かった（※5）。

出典：※2 F.A. Kummerov et al.：Am. J. Clin. Nutr. 30, 664-673 (1977)
※3 J. Edington et al.：Brit. Med. J. 295, 333-336 (1987)
※4 J. M. Morgen et al.：J. Appl. Nutr. 45(3) 74-84 (1993)
※5 D. J. McNamara：J. Am. Coll. Nutr. 19(5), 540S-548S (2000)

と結論を出す論文も発表されています。以上のことから、**卵や他の食品からコレステロールを多く摂取しても、それだけで体内のコレステロールが増加するわけではない**ということです。数々の実験が「卵の摂取量はコレステロール値には影響しない」ことを証明しています。卵には確かにコレステロールが多く含まれていますが、リン脂質の一種である卵黄レシチンにはＨＤＬ（善玉）コレステロールを増やす働きがありますし、コレステロール値を下げるオレイン酸も豊富です。

このような背景から今では卵は悪者ではなく「よい存在」になっています。

「コレステロールの摂取は健康に影響しない」の衝撃

２０１５年2月に、アメリカ政府の食生活ガイドライン諮問委員会が「コレステロールの摂取は健康に影響しない」ことを発表しました。

前述した通り、日本の厚生労働省も同じ年にコレステロールの摂取基準の設定を中止しています。理由は「食事から取り入れるコレステロールは血液中のコレステロールにほとんど影響しないので、目標設定の意味がなくなった」というのですから、驚きですよね。日本動脈硬化学会も同時期に同じ内容の声明を出しています。

これまでの厳しい基準設定は何だったのか？　と思わないでもないですが、誤りを認めて正すことはとても大切なことです。

ただ、このことを知っている人がまだまだ少ないことは問題です。「コレステロールの摂取に注意！」「卵は一日1個まで」のプロパガンダには熱心だったのに、取り下げるときにはひっそりと、というのでは一般の方々の健康を守る立場としてはあまりにも不親切ではないでしょうか。

健康な身体を維持するために一日に必要とされるコレステロールの量は１０００〜１５００mgだと言われています。１〜１・５ｇということですね。

私たちの身体は、肝臓でコレステロールを合成しています。体重50kgの人で一日当たり600〜650㎎程度を自分自身で作り出しています。この残りを食事で補っているということになります。

食事で摂取したコレステロールは、体内で作られるコレステロールの3分の1から7分の1程度です。**コレステロールは食事で摂る量が少なければ体内で多く合成されますし、食事で摂る量が多ければ体内で合成する量を少なくして調整しています。常に一定量が保たれるような身体の仕組み（ホメオスタシス・恒常性）があるので、食事からの影響を受けることはほとんどありません。**

つまり、それほどまでしてコントロールするほど、人間の身体にとってコレステロールは生きていくために重要な物質だということです。なのに「コレステロールを下げなさい！」としきりに言われるのはどうしてなのでしょうか？

脂肪＝悪者はもう古い⁉

「はじめに」で、医学雑誌『ランセット』に「脂肪の摂取量が多いほど死亡リスクは低下する」という論文が発表されたことをかんたんにご紹介しましたが、ここではもう少し詳しくその内容をお伝えしておきましょう。

この論文はカナダ・マックマスター大学が発表したもので、５大陸18か国、13万5000人を対象に約7年半にわたる追跡調査を行った結果がまとめられています。

そしてその結果から導き出された結論が次のように紹介されているのです。

※

- 炭水化物（糖質＋食物繊維）の摂取量の多さは全死亡リスクを上昇させる
- 種類に関係なく脂質を摂ると全死亡リスクが低下する
- 脂質をどれだけ摂るか、どんな脂質を摂るかは心血管疾患や心筋梗塞と関連しない

つまり「炭水化物を摂るほど死亡リスクは高まる」「脂質を摂るほど死亡リスクや重大な疾患のリスクは低くなる」ということです。

しかし、残念なことに、今もなお多くの健康指導において「脂質の制限」が勧められています。**日本では栄養学的にも「炭水化物6：たんぱく質2：脂肪2」という配分での食事指導がまかり通っています。**それが死亡リスクを高めるという結果が発表されたにもかかわらず。そう、正しい情報がまだまだ伝わっていないというのが日本の医学界の現状なのです！

※出典：Lancet　2017年8月29日 390, 2050–62（2017）

ここでみなさんにしっかりと覚えていただきたいのは**「脂肪＝悪者」ではない**ということです。

このことは、今では新しい常識として世界中で認識されるようになりました。日本では英文の情報が入ってくるまでにはタイムラグがあること、また、これまでの常識を否定するような話を好まない人が多いことなどもあってこの大切な知識が広まっていないことを、私はとても危惧しています。

基準値を超えるコレステロールは本当に危険なのか？

コレステロールの値が「高すぎる」とどんな病気になる可能性が高まるとされているのかを一つずつ見ていきましょう。

動脈硬化

動脈は、心臓から送り出される酸素をたくさん含んだ血液の通り道です。この動脈が柔軟性を失って硬くなっていくことを動脈硬化と呼びます。通常は加齢とともに起こり、動脈硬化を引き起こす最大の原因は老化現象です。悪玉コレステロールの数値が高いと動脈硬化の症状をさらに加速させると言われています。

狭心症

動脈硬化が起こったために心臓の筋肉に酸素が十分に行き届かなくなると、心筋が痛くなります。それが狭心症です。これは命にかかわる重大な病気で、胸痛や胸部圧迫感を伴います。その痛さは締め付けられるような、えぐられるような強い痛みだと言います。他の症状としては動悸、不整脈、呼吸困難、嘔吐《おうと》などがあります。すぐに効き目のある薬としてニトログリセリンが処方されます。発作が起きた時にニトログリセリンを「舌の裏に入れる」というシーンをドラマや小説でご覧になってご存知の方も多いのではないでしょうか。

心筋梗塞

動脈硬化がさらに進むと心筋梗塞になります。血管内に脂質プラーク（コブ）ができて、それが破れて血栓が発生してしまいます。症状は胸の痛みや呼吸困難、冷や汗、肩や背中の痛み、吐き気などです。程度がひどいと命にかかわる重大な病気の一つです。症状を改善するには動脈硬化の予防が必要となります。

脳梗塞

心筋梗塞と同様の現象が脳の血管で起こると脳梗塞になります。動脈硬化の進行により血栓などが脳に移動して脳の血管に詰まると血液の循環が妨げられるので神経麻痺などの症状が現れます。血液がサラサラになる薬などを服用しながら再発のリスクを抑えるという治療方針がとられます。

ＰＡＤ（末梢動脈疾患）

これは枝葉の動脈疾患です。脚や手の血管に動脈硬化が起こり、しびれや痛みなど様々な症状が現れます。「閉塞性動脈硬化症」「慢性動脈閉塞症」と呼ばれることもありますがアメリカではＰＡＤという名前で統一されています。末梢の動脈で硬化が起こっているのですが、冷え性や筋肉痛の症状だと思って見過ごすことが多く、気づかないうちに進行することも。このＰＡＤは圧倒的に男性に多くて、女性の8倍くらいの患者さんがいます。患者は主に中高年の男性で、生活習慣病の一つです。

狭心症、心筋梗塞、脳梗塞はどれも重大で深刻な病気ですが、それらを引き起こす原因が動脈硬化やＰＡＤで、さらにその原因となるのがコレステロールの摂りすぎだというロジックになっています。でも、本当にコレステロールの摂りすぎは動脈硬化の原因となっているのでしょうか？　もしそうなら、その根拠は？

次の章ではコレステロールと動脈硬化の関係を探っていきます。

第2章

本当に怖いのは「酸化」

嫌われ者の「中性脂肪」と「コレステロール」

「コレステロール」と「中性脂肪」は、健康診断後の判定の際などにはセットで語られることが多いと思います。

中性脂肪はコレステロール同様、むやみやたらと嫌われていますが、体内での優れたエネルギー源としての働きを持ちます。中性脂肪とコレステロールはどちらも脂質の一種で、一緒に血液に乗って全身に運ばれ、それぞれ違った役割と性質があります。

中性脂肪は「貯める」役割を担う存在です。血液の流れに乗って全身を駆け巡り、エネルギー源として使われます。そして糖質、たんぱく質、脂質を食品から摂取した時にエネルギーとして使った残りの余分な量が貯蔵脂質として蓄えられていきます。蓄えられた脂肪は必要に応じて「脂肪酸」という栄養素となってエネルギーとして使われるのですが、普段は皮下脂肪や内臓脂肪として貯めているため、増えすぎると肥満や成人病の原因となります。

コレステロールは「身体の機能を維持する」役割を担う存在です。コレステロールは身体のそれぞれの場所で細胞膜を維持したりホルモンの材料になったりします。また、食べ物の消化吸収を助ける消化液である胆汁の材料になるなどの重要な役割もあります。

中性脂肪もコレステロールもそのままの状態では「脂《あぶら》」なので血液に溶け込むことができません。そのため、水と油に親和性のあるたんぱく（アポたんぱくと呼びます）に結合して、水になじみやすい安定した**「リポたんぱく」という粒子となって血液中に溶け込んで泳いでいます**（34ページ）。

この「リポたんぱく」は粒子を構成するたんぱく質の量により比重が変化します。

••• リポたんぱく質の構造

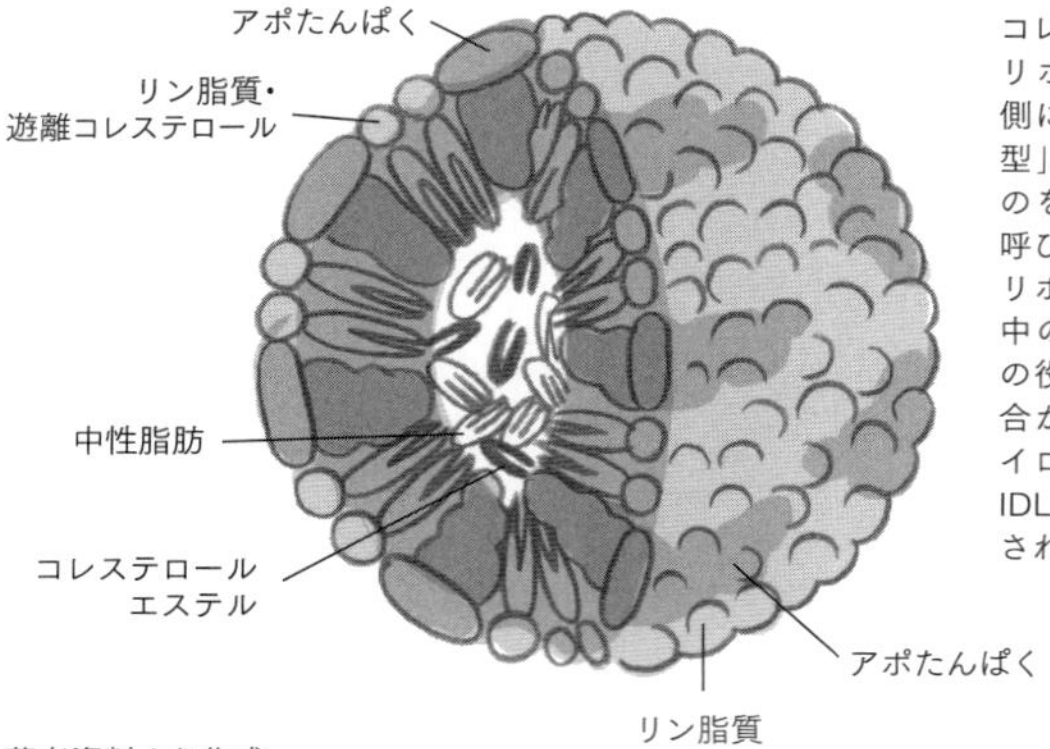

コレステロールのうち、リポたんぱくの表層側にあるものを「遊離型」、中心部にあるものを「エステル型」と呼びます。
リポたんぱくは、血液中の脂肪を運ぶ「船」の役割。この脂質の割合が変わることで、カイロミクロン、VLDL、IDL、LDL、HDLに分類されます。

著者資料より作成

その比重や組成の違いによって「カイロミクロン」「超低比重リポたんぱく（VLDL）」「中間比重リポたんぱく（IDL）」「低比重リポたんぱく（LDL）」「高比重リポたんぱく（HDL）」の5つに分類されています。

それぞれの特徴を確認しておきましょう。

この中でよく耳にするのは④のLDLと⑤のHDLですね。そしてこのうちLDLが「悪玉コレステロール」と呼ばれているものです。なぜ悪玉と呼ばれるのか？　一方、HDLはなぜ「善

5種類のリポたんぱくの特徴

❶ カイロミクロン

中に含まれる主な脂質は中性脂肪。
食べ物から取り入れた中性脂肪を肝臓や筋肉に運ぶ。
肝臓で再合成され、VLDLになる。

❷ 超低比重リポたんぱく（VLDL）

中に含まれる主な脂質は中性脂肪･コレステロール。
肝臓で合成された中性脂肪やコレステロールを脂肪細胞や筋肉へ運ぶ。
残りはIDLに変わる。

❸ 中間比重リポたんぱく（IDL）

VLDLが分解する過程で、分解速度が遅くなってできるリポたんぱく。
VLDLとLDLの中間の性質があり、動脈硬化を促進する。

❹ 低比重リポたんぱく（LDL）

中に含まれる主な脂質はコレステロール。
肝臓で合成されたコレステロールを全身の組織に運ぶ。
一般的に「悪玉コレステロール」と呼ばれている。

❺ 高比重リポたんぱく（HDL）

中に含まれる主な脂質はコレステロール。
全身の組織から過剰なコレステロールを回収して肝臓に戻す。
一般的に「善玉コレステロール」と呼ばれている。

LDLとHDLの働きの違い

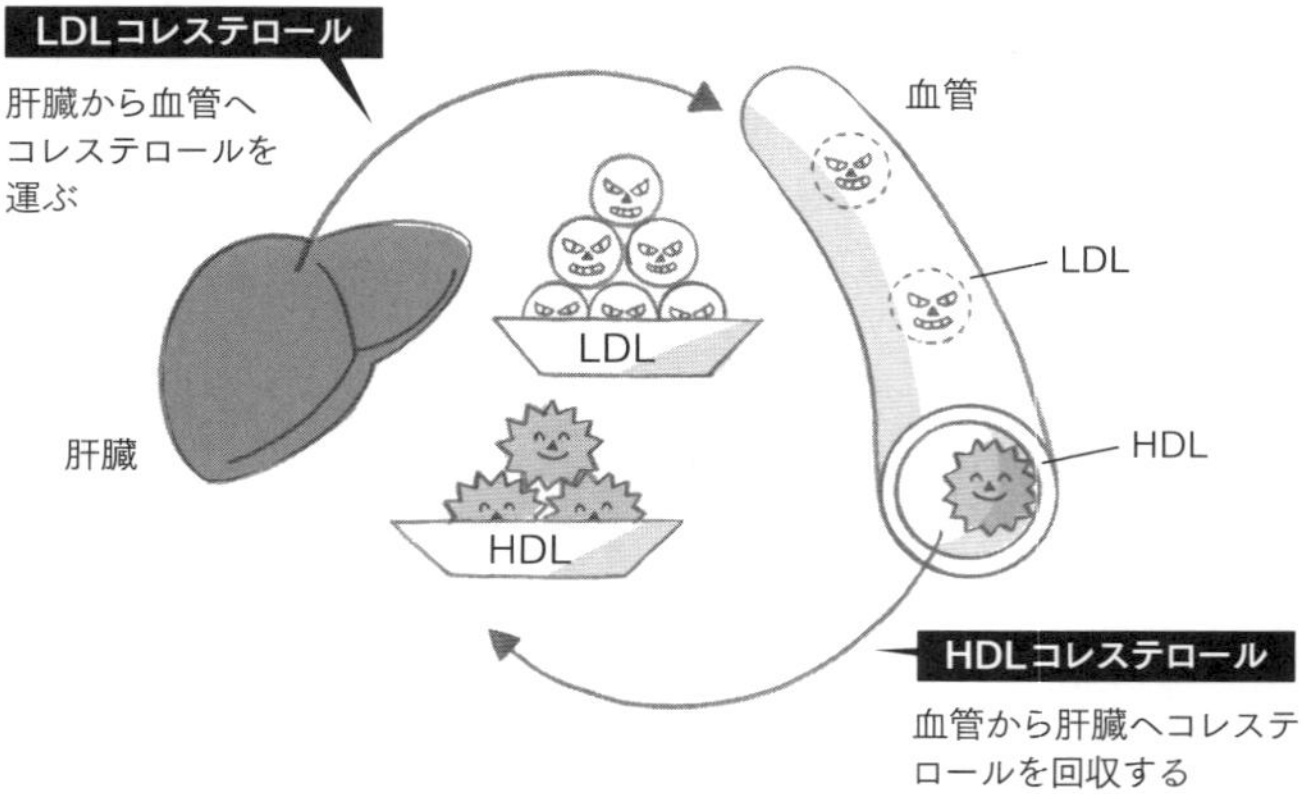

玉コレステロール」なのか？　肝臓で合成されたコレステロールを全身に運んでしまうから「悪い」？　回収してくるから「よい」？

一度根付いてしまったネーミングは驚くほど強い力を持ってしまいます。「悪玉」と言われたら「退治しないといけない」と人は考えます。

でも、前述したようにコレステロールは体内の細胞膜を始めとする大切な部分を構成する物質の一つですから全身に運ばれないといけないものなのです。そして、余った分は回収もしなければなりません。

つまり、**実際には両方の働きが身体にとって必要なのです。**

ちなみに血液検査で使われる「総コレステロール値」は、この5種類のリポたんぱくに含まれるコレステロール値の合計量（㎎）を、血液１dlに対して表したものです。

コレステロール値の「異常」の基準とは

コレステロールも中性脂肪も生きていくために必要不可欠なものだということがお分かりいただけたでしょうか。なのに、なぜ健康診断などではコレステロールが目の敵のように取り沙汰されるのでしょう？　それにはいくつかの理由があります。

••• 脂質異常症の診断基準

中性脂肪の値	150mg/dl以上
LDLコレステロールの値	140mg/dl以上
HDLコレステロールの値	40mg/dl未満

※現在は基準ではないが総コレステロール値220mg/dl以上も
指標として用いられることがあります。

まずは上の表をご覧ください。血液中の中性脂肪やコレステロールが必要以上に増えすぎた病気で脂質異常症（以前の高脂血症）と呼ばれる症状の日本の診断基準です。

なんとなくイメージできるでしょうか。1dlは100mlです。100mlの血液の中に何mgの脂が入っているかということを表しています。それぞれの値を超えたり、あるいは値より少なかったりすると「脂質異常症」と診断されることになります。

一つ目の診断基準となる中性脂肪から見ていきましょう。

中性脂肪は「トリグリセライド」または「トリグ

リセリド」と呼ばれます。

誤解している人が多いのですが、中性脂肪は低ければいいというものではありません。低すぎても高すぎても身体の健康を害する危険性があるため、適正な値を保つことが大切です。

中性脂肪が高すぎる場合は、動脈硬化が進行する恐れがあります。それによって脳卒中や狭心症などの疾患が起こりやすくなり、血圧や血糖値も高くなりがちです。**中性脂肪が高いことの要因は多くの場合、生活習慣です。**

一方、中性脂肪が低すぎる場合はどんなことが身体の中で起こっているのでしょうか。

栄養不足や悪性腫瘍、副腎皮質の異常などが原因として考えられますが、高齢の方に比較的多くみられるのが栄養不足です。**健康に気をつけるあまり脂分を抑えた食事ばかりを続けていると栄養不足を引き起こしてしまいます。**

二つ目の診断基準はＬＤＬコレステロールの値です。「Ｌ＝Ｌｏｗ」ですから比重が低い方のコレステロールで、前述した通りいわゆる「悪玉コレステロール」と呼ばれるものです。

これが１４０mg/dl以上あると脂質異常症ということになります。前述したように**ＬＤＬコレステロールは肝臓から血管に運ばれるものなので、血液中で増えすぎると余分なコレステロールが血管壁に沈着して動脈硬化の原因になる可能性があると言われ、「悪い」コレステロール扱いなのです。**

三つ目の診断基準はＨＤＬコレステロールの値です。「Ｈ＝Ｈｉｇｈ」ですから比重の高い方のコレステロールで、いわゆる「善玉コレステロール」。**血液中の余分なコレステロールを肝臓に運んでくれる「よい」コレステロール**なので、これが低すぎるとよくないとされ、40 mg/dl未満の場合に脂質異常症と診断されることになります。ＨＤＬコレステロールの値が低すぎると動脈硬化のリスクが上がるとも言われています。

その他に、総コレステロールの値があります。この数字は現在では診断基準にはなっていませんが、参考となる指標として用いられることがあります。血液中のコレステロールの量が増えすぎると血管の内腔が狭くなり、動脈硬化の原因となるとされています。

ここでは、ＬＤＬコレステロールの値が１４０mg/dl以上になると今のところ日本では脂質異常症、つまり「よくない状態である」と診断されていることを頭の片隅において次へ進んでください。

動脈硬化の原因は「酸化」したＬＤＬコレステロール!?

ＬＤＬコレステロールが血液中に増えすぎると、行き場を失って動脈壁にもぐりこみます。**血管の壁には血液中に比べて酸化を促進する活性酵素が多く存在するた**

め、LDLコレステロールは酸化して「酸化LDLコレステロール」に姿を変えます。

酸化LDLコレステロールはコレステロールとは違って身体にとっては異物です。異物に対しては免疫機能が働くので、単球と言う白血球が血管壁に入り込んでマクロファージに変化し、異物である酸化LDLコレステロールを食べてくれます。酸化したLDLコレステロールを食べたマクロファージは、泡のような細かい形状の「泡沫《ほうまつ》細胞」に変化して血管壁にくっつきますが、これが繰り返されて泡沫細胞が血管壁に蓄積されていくと、血管の内部がコブのように盛り上がって血液の通り道が狭くなってしまいます。

この「血管内が狭くなった状態」を「アテローム（粥状《じゅくじょう》）硬化」と呼びます。血管内にできたコブを放っておくと最後には破裂して血栓が形成されますが、この血栓が血管の内部を塞ぐと血液の流れが遮断されて心筋梗塞や脳梗塞を引き起こすとされています。

・・・ 動脈硬化の進行

❶血液中の過剰な
LDLコレステロールは
血管壁に潜って活性酵素により
酸化LDLコレステロールに
変化する

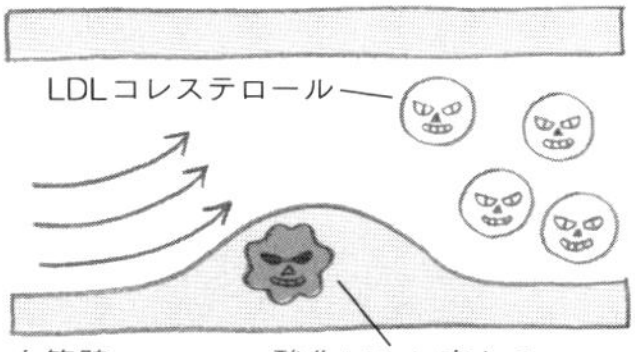

⬇

❷免疫機能によって単球と言う
白血球が血管壁に入り込んで
マクロファージに変わる

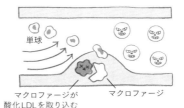

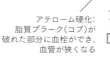

⬇

❸マクロファージは
酸化LDLコレステロールを
食べて泡沫細胞に変化

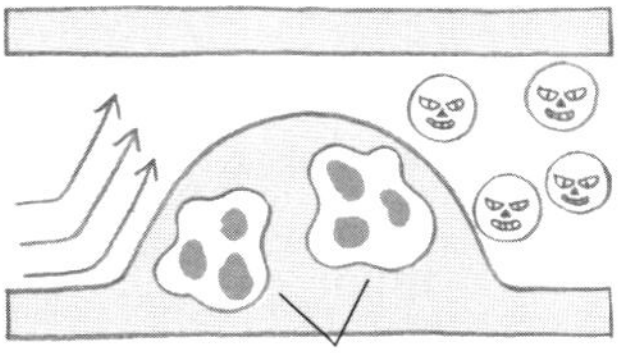

⬇

❹泡沫細胞がコブになって
血管壁にくっついて
血管内が狭くなる

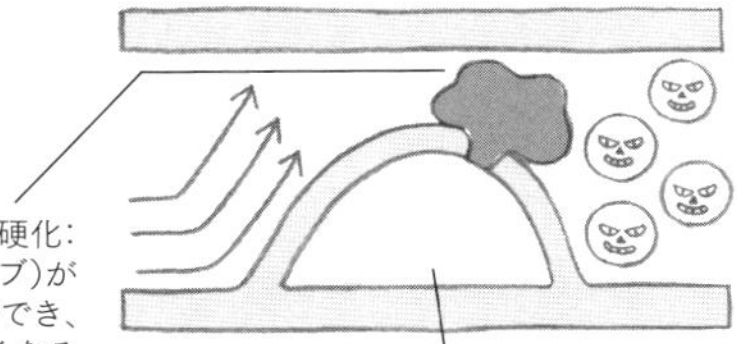

著者資料より作成

動脈硬化の原因は、おそらくこの酸化したＬＤＬコレステロールではないかと言われています。コレステロールそのものではなくて酸化した状態になることが問題なのです。

酸化ＬＤＬコレステロールの量を心筋梗塞や狭心症などの冠動脈疾患患者と健康成人で比較した研究の結果が『日経メディカル』１９９７年6月号に掲載されました。それによると、**冠動脈疾患患者の酸化LDLコレステロールの量は健康成人の2倍近くもありましたが、総コレステロールや中性脂肪の量には明らかな差は見出されていませんでした。**また、血中の酸化ＬＤＬコレステロール値と総コレステロール値には、相関関係は見つけられませんでした。

問題は〝超悪玉〟だった！

ＬＤＬコレステロールの中でも特に問題となるのが「スモールデンス（小型）ＬＤＬ」と「レムナント様リポたんぱく（ＲＬＰ）」です。これらをまとめて〝超悪玉コレステロール〟と呼んでいます。あまり聞きなれない言葉かもしれませんので、分かりやすく説明しましょう。

●スモールデンスＬＤＬ

悪玉と言われるＬＤＬコレステロールの中でも「超悪玉」と呼ばれているのがより粒子の小さい「スモールデンスＬＤＬ」です。血液中の中性脂肪が多いとＬＤＬコレステロールが小型化し、スモールデンスＬＤＬが増えると考えられています。中性脂肪が多いとなぜＬＤＬコレステロールが小型化するのか、その理由は分かっていませんが、粒子が小さいぶん血管壁に侵入しやすく、肝臓に吸収されにくいために血管内に長くとどまり、酸化されて動脈硬化を促進してしまうのです。

総コレステロール値がそれほど高くなくても、スモールデンスＬＤＬが多いと動脈硬化を進めてしまいます。

また、ＬＤＬコレステロールが正常値でもスモールデンスＬＤＬが多いという場合もあります。なぜかというと、スモールデンスＬＤＬは通常のＬＤＬより粒子が小さいので、その数が多くてもＬＤＬコレステロール値としては正常値を示してしまうのです。

●レムナント様リポたんぱく

レムナントとは「残りカス」を意味し、「レムナント様リポたんぱく」は、カイロミクロンやＶＬＤＬなど（35ページの表参照）のリポたんぱくが酵素によって分解されて生じる中間代謝産物の総称です。

レムナント様リポたんぱくは、健康な方ではすぐに代謝され、肝臓に取り込まれますが、中性脂肪が多い方の場合は、血中に長時間停滞してしまいます。それが動脈に侵入して動脈硬化を起こす原因になるのです。

スモールデンスＬＤＬは活性酸素などで酸化ＬＤＬに変性してマクロファージに取り込まれ、マクロファージを泡沫化させて動脈硬化を引き起こすのに対して、レムナント様リポたんぱくは変性せずにそのままマクロファージに取り込まれ、直接的に動脈硬化の引き金となります。

よって、「レムナント様リポたんぱく」は「スモールデンスＬＤＬ」とともに「超悪玉」と呼ばれ、動脈硬化を引き起こす危険因子として注目されています。

これら「超悪玉」が多いほど、心筋梗塞を起こす確率が高いことが指摘されています。また、血糖値が高いと超悪玉が多いとも言われます。さらに、狭心症や心筋梗塞を起こしたことがある・血圧が高い・内臓脂肪型肥満がある・HDLコレステロールが少ない……などの方も超悪玉が多い傾向があるようです。

ＬＤＬコレステロールだけでなく、これらスモールデンスＬＤＬやレムナント様リポたんぱくなどの「超悪玉」の検査も、保険診療として認められています。

これら「超悪玉」コレステロールを減らすことが、健康寿命を延ばすことにもつながります。

そのために効果が高いのは、生活習慣の改善に他なりません。その具体的な方法は第5章でご紹介します。

第3章

長生きするのはどっち?

その「基準値」は本当に正しいのか？

2014年に日本人間ドック学会と健康保険組合連合会が「新たな健診の基本検査の基準範囲」を発表して話題になったのをご存知でしょうか。

大きな論争を巻き起こしたのは高血圧に関する基準値です。

日本高血圧学会では収縮期血圧は「130mmHg（ミリメートルエイチジー）」未満を正常と定めているのですが、それに対して「147mmHg」までが正常であると発表を行ったのです。

これは人間ドックを受けた150万人のうち、持病がなく薬も服用していない健康な状態にある約1万人のデータをもとに導き出した数字ということで、新しい基準になるかもと期待したのですが、日本高血圧学会をはじめ多くの医療関係者からの反対でこの説はあっという間に消滅してしまいました。なぜ、新しい基準が拒否されたのか？　基準値が下がってしまっては薬を飲む人の数がガクンと減ってしまいますからね。**「１４７までが正常なら、もう降圧剤を飲まなくてもいいですよね」と、実際に医療機関ではたくさんの患者さんからの問い合わせがあったそうです。**

一方、ＬＤＬコレステロール値についてはどうでしょうか。現在、コレステロールについても検査機関や学会によって異なる基準値が使用されています。そしてそれらの数値はたびたび変更されてきたという経緯もあります。コレステロールの基準値として多くの検査機関で用いられているのが「日本動脈硬化学会」の出している数値です。この数値の変遷をかんたんに振り返ってみることで、今ある数字がどのような意味を持つのか（あるいは持たないのか？）を探る手掛かりになるかもしれません。

１９８０年代以降にコレステロール〝先進国〟であるアメリカで発表（そして改

●●● 日本動脈硬化学会の基準

2002年 高脂血症の診断基準		
脂質名	基準値	病名
総コレステロール	220mg/dl以上	高コレステロール血症
LDLコレステロール	140mg/dl以上	高LDLコレステロール血症
HDLコレステロール	40mg/dl未満	低HDLコレステロール血症
トリグリセライド	150mg/dl以上	高トリグリセライド血症

2007年 脂質異常症の診断基準		
脂質名	基準値	病名
LDLコレステロール	140mg/dl以上	高LDLコレステロール血症
HDLコレステロール	40mg/dl未満	低HDLコレステロール血症
トリグリセライド	150mg/dl以上	高トリグリセライド血症

2012年 脂質異常症:スクリーニングのための診断基準		
脂質名	基準値	病名
LDLコレステロール	140mg/dl以上	高LDLコレステロール血症
	120〜139mg/dl	境界域高LDLコレステロール血症
HDLコレステロール	40mg/dl未満	低HDLコレステロール血症
トリグリセライド	150mg/dl以上	高トリグリセライド血症

2017年 脂質異常症診断基準		
脂質名	基準値	病名
LDLコレステロール	140mg/dl以上	高LDLコレステロール血症
	120〜139mg/dl	境界域高LDLコレステロール血症
HDLコレステロール	40mg/dl未満	低HDLコレステロール血症
トリグリセライド	150mg/dl以上	高トリグリセライド血症
non−HDL コレステロール	170mg/dl以上	高non−HDLコレステロール血症
	150〜169mg/dl	境界域高non−HDLコレステロール血症

出典:「動脈硬化性疾患診療ガイドライン」「動脈硬化性疾患予防ガイドライン」より作成

訂）された高脂血症のガイドラインは日本にも大きな影響を与えました。それを受けて、日本独自の環境などを考慮しながら作られたのが2002年の「動脈硬化性疾患診療ガイドライン」です。

当時は総コレステロール値が重要視され、220mg/dl以上の場合に高コレステロール血症と診断されました。その後、LDLコレステロールやHDLコレステロール、中性脂肪にもそれぞれ基準値が設定されていきます。

2007年になるとガイドラインの名称が「診療」から「予防」に変更されます。また、高脂血症の中に低HDLコレステロール血症が入っていることによる「高」と「低」の混乱を避けるため**「高脂血症」という呼び名から「脂質異常症」に変更されました。**

そして、**このタイミングでこれまで高脂血症の診断基準としてきた総コレステロール値が基準から外されることになったのです。**これまでの研究によって動脈硬化

••• 日本人間ドック学会の基準（総コレステロールとLDLコレステロール）

総コレステロール※1	男性	151〜254mg/dl	
	女性	30〜44歳	145〜238mg/dl
		45〜64歳	163〜273mg/dl
		65〜80歳	175〜280mg/dl
LDLコレステロール※2	男性	72〜178mg/dl	
	女性	30〜44歳	61〜152 mg/dl
		45〜64歳	73〜183 mg/dl
		65〜80歳	84〜190 mg/dl

※1　従来値（男女共通）　140〜199ml/dl
※2　従来値（男女共通）　60〜119ml/dl

出典：日本人間ドック学会「新たな健診の基本検査の基準範囲」2014年4月7日より抜粋

に影響を与えるのは総コレステロール値ではなくLDLコレステロール値だということになったからです。

そして、2012年にはLDLコレステロール値に「境界域」という治療検討の目安となる範囲が示され、2017年には新たに**「non-HDLコレステロール」**という考え方が基準値の一つとして示されるようになりました（※3）。善玉であるHDLコレステロール以外の脂質がどれくらいあるのかを示すもので、ここ

※3　日本人間ドック学会も2018年4月1日よりnon-HDLコレステロール（基準値90〜149ml/dl）という判定区分を導入予定です。

脂質異常症が疑われる人の年代・性別ごとの推移

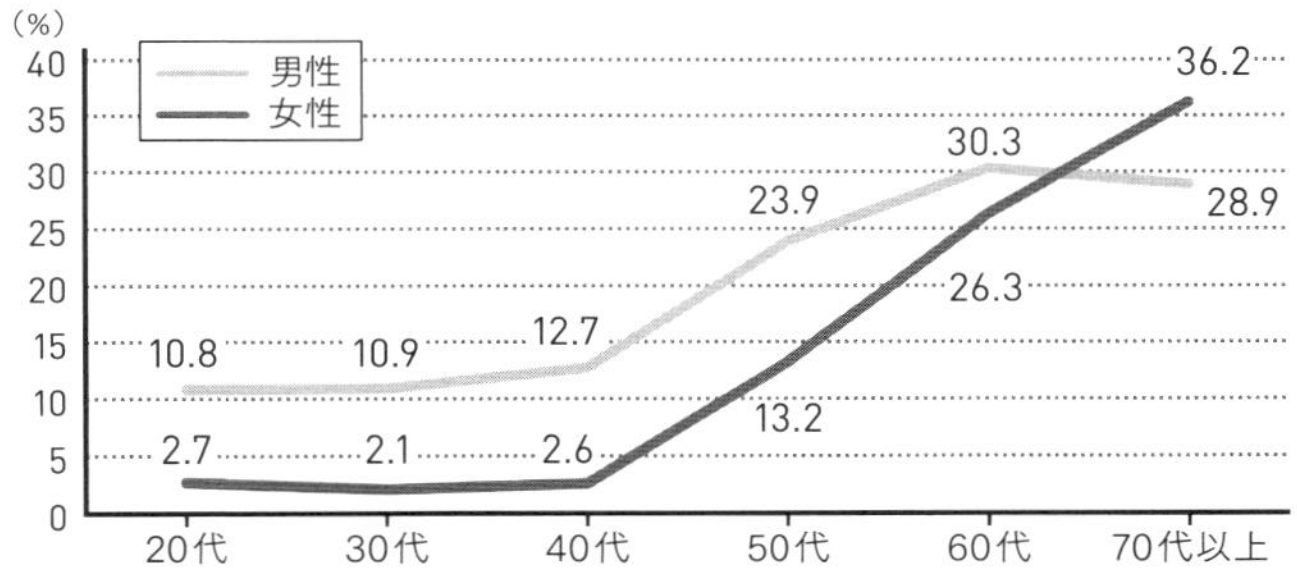

脂質異常症が疑われる人の判定は、国民健康・栄養調査の血液検査では、空腹時採血が困難であるため、脂質異常症の診断基準項目である中性脂肪による判定は行わず、次の通りとした。「HDLコレステロールが40mg/dl未満、もしくはコレステロールを下げる薬または中性脂肪（トリグリセライド）を下げる薬を服用している者」

出典：平成28年国民健康・栄養調査より作成

にも境界域が設定されています。

一方、採用されませんでしたが、日本人間ドック学会は２０１４年の４月に54ページの表のような新しい基準値を出しています。

これまでの一律の基準値とは違って、男性と女性、しかも女性については年齢も考慮した数値になっているところが非常に画期的です。というのは、**コレステロール値については男女別、年齢別に適正値があると考えるべきだからです。**上のグラフをご覧ください。

これは、脂質異常症の疑いがある人の状況を年代別・性別に示したグラフです。

女性は若年層ではかなり少ない比率ですが、50代から急激な上昇を描いています。女性は人生において大きな身体の変化を迎える節目があります。

まずは妊娠。妊娠すると母体は体内に栄養を蓄えようとするため、中性脂肪が合成されやすくなります。ずっと以前には「赤ちゃんがお腹にいる間は二人分食べなさい」などと言われた時代もありました。さすがにそれは食べすぎなので、今では妊娠中の体重増加は7kg以内にという指導がされています。

妊娠という身体の変化によって増えた中性脂肪は、出産後は赤ちゃんに与える母乳の材料となります。授乳によって「みるみる痩せた！」という経験をお持ちの方も多いことと思います。身体の変化に伴って、体内でコントロール機能が上手に働いているということです。

そして、女性はやがて更年期を迎えます。更年期というのは閉経前後の約10年間を指します。日本人女性の場合の平均は44〜55歳ごろと考えられますので、50歳過ぎから60歳くらいのこの期間にＬＤＬコレステロール値が急に高くなります。

その理由の一つとして女性ホルモンの一種であるエストロゲンが減っていくということがあります。実はこのエストロゲンにはＬＤＬコレステロールを下げてＨＤＬコレステロールを増加させる働きがあるのです。

若年層で男性より女性の方が脂質異常症の疑いがある人の比率が少なかったのは、このエストロゲンの働きのおかげ。更年期が始まって閉経の時期にかけて女性のＬＤＬコレステロールが高くなるのは病的なことではなくて身体にとっては自然な変化であると考えていいでしょう。

一方、男性はどうでしょうか。グラフを見ると、男性も加齢とともに増加しています。女性にも当てはまりますが、男性の多くは20代で社会人となって生活習慣が大きく変化するためストレスが多くなると考えられ、アルコールを飲む機会が増えるのも原因の一つでしょう。アルコールは分解過程で中性脂肪の合成を促すため、外食やお酒を飲む機会が多いと中性脂肪が高くなりやすいのです。

また、男性においても40代後半以降になると更年期障害が起こります。更年期障害が重い男性には中性脂肪の異常が多く見られます。中でも男性ホルモンであるフリーテストステロンが低くなるＬＯＨ症候群の場合には7割以上の症例で中性脂肪が高くなることが分かっています。

これも男性に限ったことではありませんが、煙草のニコチンもまた中性脂肪の合成を促進する大きな原因となります。

さらにもう一つ忘れてはいけません。男女ともに、高齢になって脂質異常症になる背景には肥満があります。

年を取ると若い頃に比べて基礎代謝が落ちます。また、身体を動かす機会や時間も減ってしまいます。

このように消費エネルギーが減ってしまうのに、以前と同じような食事の量を摂り続けたり、暇ができたせいでかえっておやつを食べすぎたりなどが原因となって体脂肪が蓄積されると脂質異常を引き起こしてしまいます。

検診での評価区分、どこから「治療」を始める？

健康診断を受けると、検査結果が返ってきます。その際に項目ごとに評価がつけられているはずです。健康診断を実施する自治体や保険組合によって違いはありますが、ほぼ共通しているのは次のような評価区分です。

正常	今回の検診では異常が認められなかった
要観察	今回の検診で何らかの異常が認められたので経過観察が必要
要検査	今回の検診で異常が見つかったのでさらに精密な検査が必要
要治療	今回の検診で明らかな異常が見つかったので専門医の下での治療の開始が必要

4段階に分けられているといかにも説得力があるように思われますが、私は「要治療」の「異常だから即！　治療開始」に疑問を持っています。場合によっては、すぐに専門医にかかって治療を開始しなければならない病気が見つかることもあるでしょうが、**慢性疾患や生活習慣病の場合は医者にかかる前に「食事」や「運動」「生活習慣」の見直しなどをした方がいい**と考えているからです。

本書のテーマであるコレステロール値についても同じように考えています。血液中のコレステロール値が高くても、すぐに重大な病気になるわけではありません。ただ、コレステロール値は高くても自覚症状が一切ないので、それゆえに健康診断の結果を基に「こんなに高いですよ」と脅されるととても怖くなってしまうのです。「血液がドロドロですよ」「このまま放っておくと血管が詰まりますよ」などと言われるといかにも大変なことが起こりそうな気がして心配になってしまうのは無理もありません。

私の薬剤師としての長い経験を振り返ると、コレステロールを下げる薬を処方されていた患者さんが最もきちんと真面目に服用していたように思います。

たとえば**血圧の場合なら、自分でも測ることができる**ので「この頃は安定しているから薬は飲まなくていいや」「あんまり高くないから半分にしておこう」などと素人判断で勝手に薬を飲まなかったり量を減らしたりすることもできるのです。血糖値の薬なども同じです。自覚症状がある病気の場合は自分自身で薬をコントロールしようとします。

ところが、コレステロール値が高い**脂質異常症の場合は、本人には全く自覚症状はありません。**コレステロールが高くても痛くもかゆくもないわけです。なのに、血液検査の結果で「あなたの血はドロドロ」「薬を飲まないと大変なことになる」と言われてしまうわけです。これはもう、言われたとおりにするしかないなと患者さんは観念しますよね。

しかも、その後も血液検査をしない限りコレステロール値は分かりません。自分では判断がつかないので、薬をやめることができなくなってしまいます。逆に言うと、**医療関係者にとってはコレステロール値に関する治療というのは非常に患者をコントロールしやすいものだ**ということになります。

自覚症状がないまま、コレステロール値が上がっていく脂質異常症は、〝サイレントキラー（沈黙の殺人者）〟と呼ばれています。脂質異常症を放置すると、徐々に動脈硬化が進み、狭心症、脳梗塞などを起こし死に至ることもあるとされているからです。

私自身、現役の薬剤師として働いていた頃は、患者さんに対してこの言葉を数えきれないほど口にしました。その度に血管を切断するカマを振りかざした悪魔の姿を想像し、忍び寄る殺人者から患者さんを守らなければと思っていました。薬をお渡しする私がこんなイメージを持っているのですから、患者さんに対しても「コレステロール値が高くても自覚症状はありませんが、サイレントキラーは着々と忍び寄っています。気づいた時は手遅れなんてことにならないように、忘れずにしっかりお薬を飲んでくださいね」と積極的に指導していました。

こんなことを言われては「薬はあまり飲みたくないから、しばらく飲まずに様子をみてみよう……」と考えていた患者さんも、「そうだったんだ！　すぐに薬を飲み始めないと大変なことになる！」などと思ってしまったことでしょうね。

コレステロール値は本当に下げなくてはいけないのか？

日本人間ドック学会が発表している2014年のデータによると、受診者313万人のうち「高コレステロール血症」と診断されたのは約105万人。全体の3割を超えています。1990年には全体の8・9％しかいなかった「高コレステロール血症」がその後右肩上がりに増加し続けて、ついに33・6％。驚くべき増加率です（65ページ）。

さて、この急激な増加の原因はいったい何でしょう？　日本人間ドック学会のLDLコレステロール値の基準は男女別の新基準は採用されておらず、60〜119㎎／dlが正常値となりますが、なぜこんなにも高コレステロール血症と診断される人が

●●● 人間ドックを受けた人の高コレステロール血症の割合

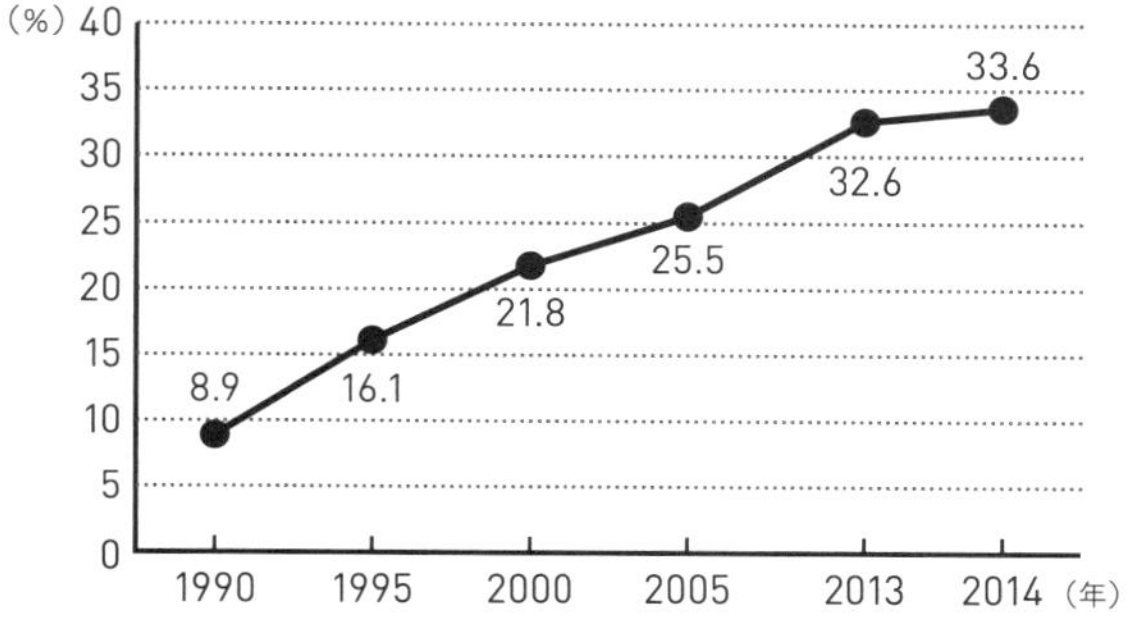

年	1990	1995	2000	2005	2013	2014
人間ドック受診者（人）	1,223,486	2,222,781	2,635,704	2,671,644	3,033,970	3,131,637
高コレステロール対象者（人）	**109,457**	**357,670**	**574.352**	**681,173**	**989,693**	**1,052,510**

出典：日本人間ドック学会『2014年「人間ドックの現況」』より作成

増えたのかを考えてみたいと思います。

　すぐに思いつくのが食習慣の変化でしょうか。食事の欧米化が進んだことで、何らかの影響があるのは間違いありません。

　また、確実に言えるのは**身体活動量の低下**です。交通手段や家電製品などの進化によって、家の外でも中でも動く時間が以前より減っていることは誰もが実感していることでしょう。そしてもう一つ、私は**「薬」も原因の一つではない**

かと案じています。薬が病気を作っているのかもしれない、と。

ここで、もう一度コレステロールの役割を思い出してください。

コレステロールは筋肉などあらゆる細胞の細胞膜の材料となります。ということは免疫細胞の膜にもコレステロールは必要です。

また、男性ホルモン、女性ホルモン、副腎皮質ホルモンなどのホルモンの原料にもなります。

さらに、脳や全身の神経線維の材料としてもコレステロールは活躍します。**脳の20〜30%はコレステロールでできていると言われています。**行き渡らないと大変なことになります。

まだまだあります。胆汁酸という脂肪の消化に不可欠な分泌物の生成にもコレステロールが必要です。

なんと！　コレステロールはすごい働きをしているではないですか。こんなにスペシャルな役割を果たしてくれているコレステロール、**やみくもに減らしてしまう**

のはもったいなくはないですか？　本当に下げた方がいいのでしょうか？　その答えを探るために、コレステロールと健康の相関性についてのデータを見ていきましょう。

LDLコレステロール値が高い方が総死亡率は低くなる!?

コレステロール値と健康の相関性について、これまでに様々な調査が行われています。

茨城県立健康プラザが10年間かけて行った調査です。対象人数はのべ９万人。その結果、LDLコレステロール値が高い人ほど総死亡率が下がる傾向にあるという結論（※）が出ています（68ページ）。

※出典：Noda H. et al., J. Intern . Med., 267, 576－587〈2010〉

••• LDLコレステロールと総死亡率の関係(茨城県での調査)

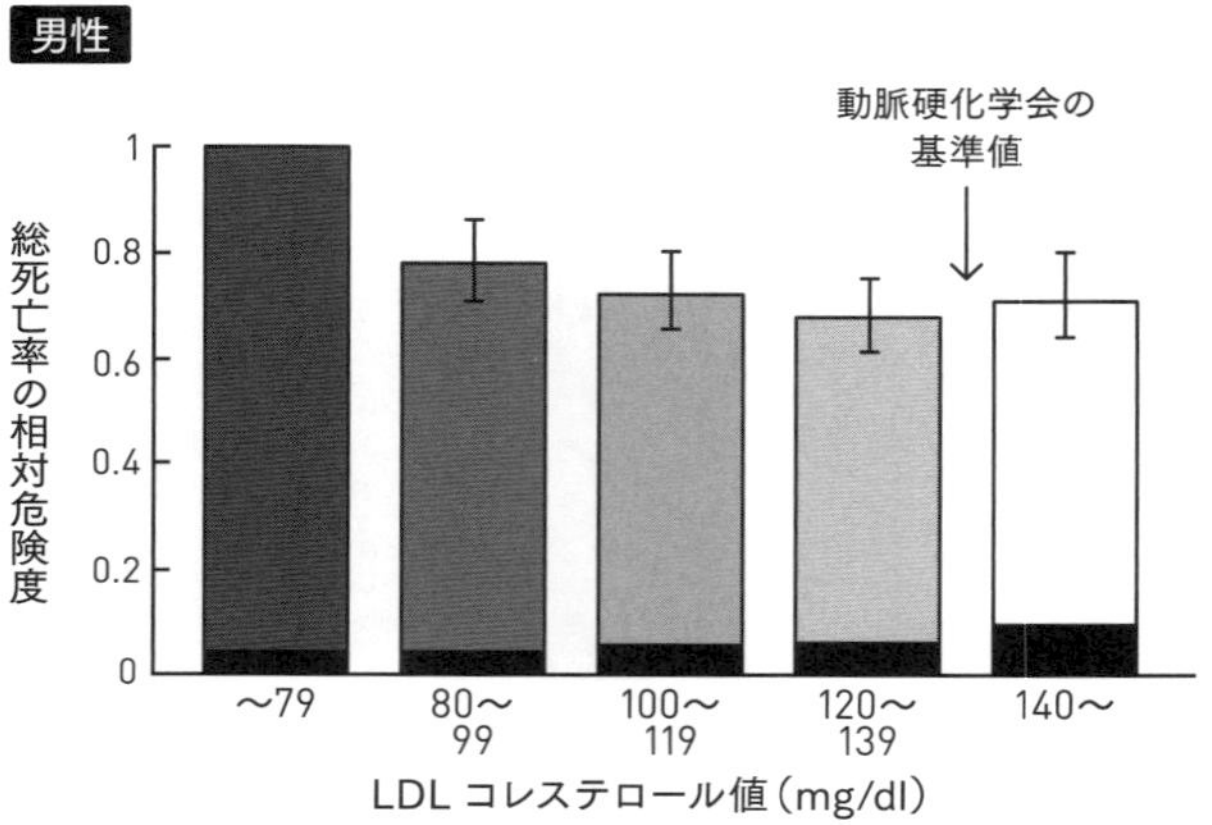

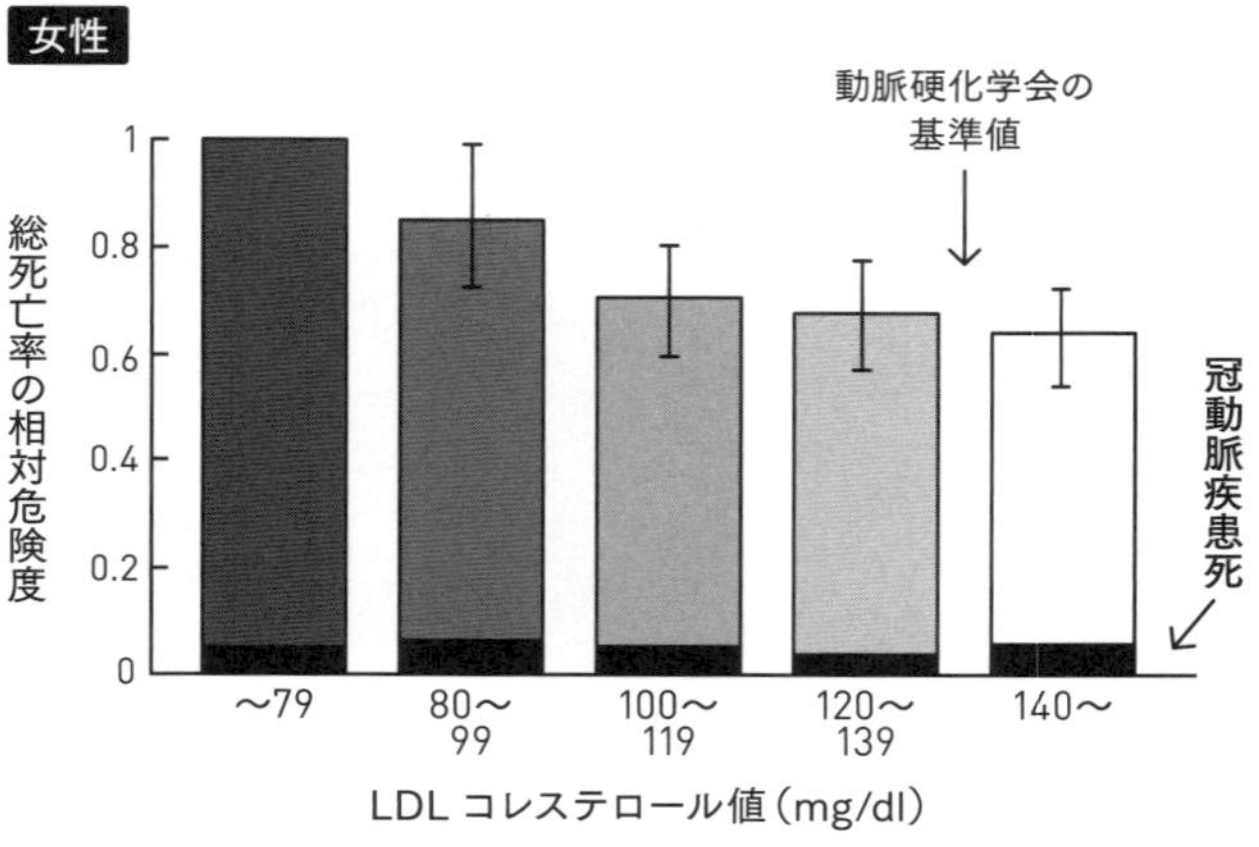

出典:Noda H. et al., J. Intern . Med., 267, 576–587 (2010)より作成

●●● LDLレベルと原因別総死亡率の関係（神奈川県伊勢原市での調査）

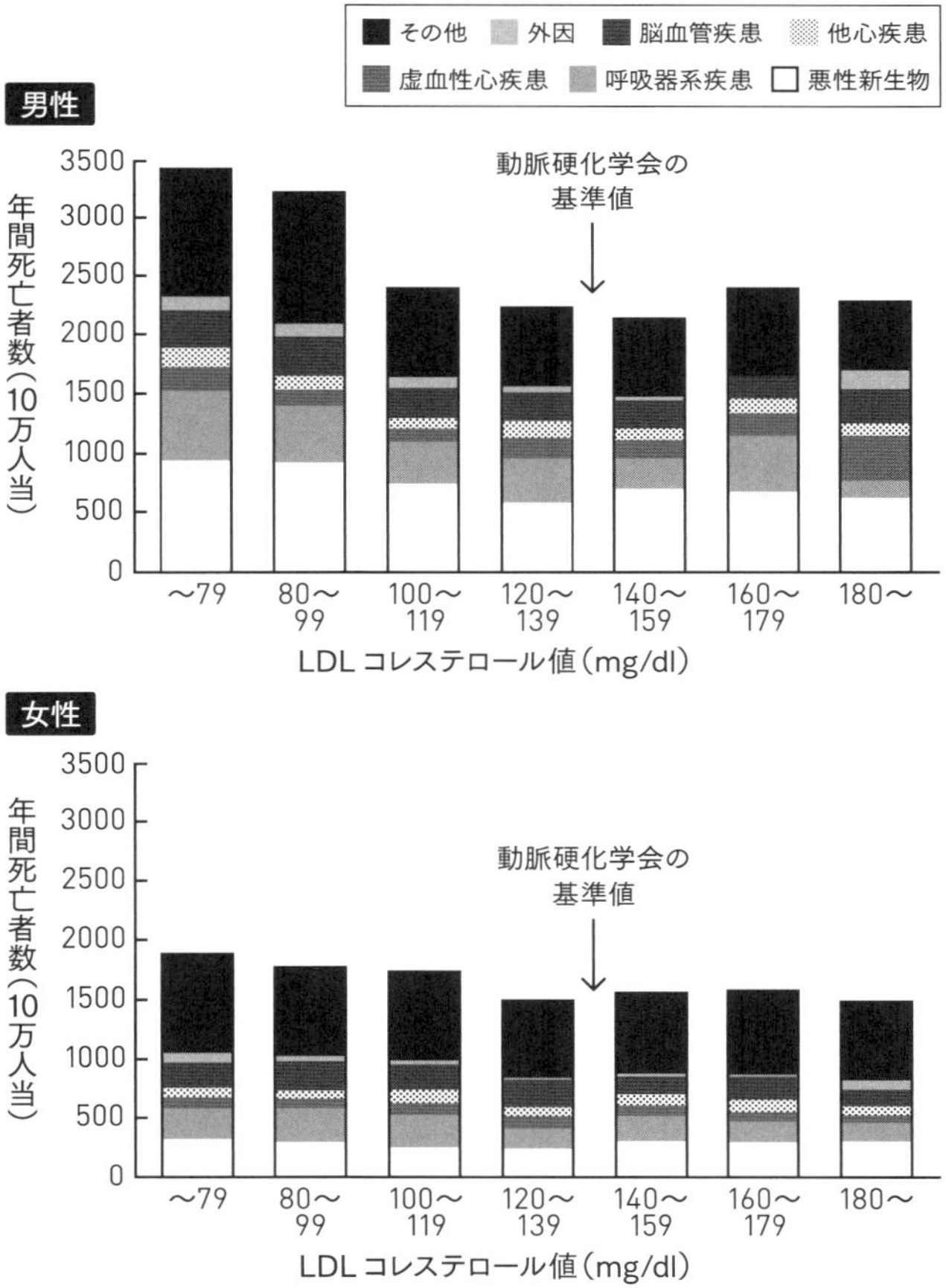

出典：「コレステロール論争ー上島氏の論文に対する反論」J. Lipid Nutr. Vol.21, No.1（2012）

総死亡率の統計数字にはガンなどあらゆる病気を原因とするものが含まれています。

第1章でもご紹介した大櫛陽一先生は、神奈川県伊勢原市の男女2万6000人に対して、8年間調査を行いました。69ページのグラフは、LDLレベルと原因別死亡人数を調べた結果です。

男性で際立っているのは100mg/dl未満での死亡率が高く、全体で右下がり傾向になっているということです。

一方、女性では、男性に比べるとすべてのLDLレベルで死亡率が低いのですが、120mg/dl未満では死亡率が少し上昇しています。また女性では高LDLレベルでの死亡率の上昇は見られないので薬によってLDLを下げる必要はないのでしょうか？　ところが日本の特定健診では120mg/dl以上を「保険指導」、140mg/dlは「受診推奨」としています。

総コレステロール値と総死亡率の相関性

前項ではＬＤＬコレステロール値、つまり「悪玉」と呼ばれている方のコレステロール値と総死亡率の関係性が分かるデータをご紹介しました。それによると、現在日本で基準となっている正常な数値の範囲というのはあまり当てにならない、少なくとも「総死亡率」や心筋梗塞の発現リスクには関係がなさそうだということが分かりました。いや、関係がないどころか「ＬＤＬコレステロール値が高い方が総死亡率が低い」と言えます。

日本で行われた有名な実験に日本脂質介入試験というものがあります。これは総コレステロール値と総死亡率の相関性を追いかけたもので、次のような結果が出ています。

・総コレステロール値が220mg/dl～260mg/dlの人たちの総死亡率が最も低い
・180mg/dl未満の人たちは220mg/dl～260mg/dlの人たちの2・7倍も総死亡率が高い

目を疑うような結果です。

日本の総コレステロール値の基準値を超える220mg/dl以上（260mg/dlまで）の人の方が、基準値の範囲内の180mg/dlの人たちよりも総死亡率がぐんと低いというのです。

ところが、この情報を知っている人はまだまだ少ないというのが現状です。新聞やネットなどでも公開されているのですが、興味を持ってコレステロールについて調べている人以外にはなかなか届いていないようで残念なことです。

コレステロールはこれまで「下げろ、下げろ」と言われてきましたが、低い方が死にかかわる危険が高まるということがデータ上明らかなのです。総コレステロール値を日本の基準値の２２０mg/dl未満にしなければならないという根拠は見当たりません。

ちなみに欧米の総コレステロール値の基準は２８０mg/dlです。この数字を一つの目安として日本の私たちも覚えておくといいかもしれません。

アメリカの「バターからマーガリンへ」運動が残したものとは？

１９００年頃初頭、アメリカの都市部に住む人たちの食事は肉、卵、バター、穀物と季節の野菜やフルーツなどで、一日当たり平均で2900kcal程度を摂取していたと言います。相当な量です。それでも太りすぎる人は案外少なくて、当時のアメリカの三大死因は肺炎、結核、下痢・腸炎でした。現在のメタボ大国アメリカとはずいぶん様相が違います。

それから100年余りの間に、アメリカでは何が起こったのか？　何が原因で、現在のようにメタボが増加してしまったのか？　その理由の一つに「バターからマーガリンへ」という運動があったように思います。

1900年代半ばになって、アメリカでは心筋梗塞や狭心症による死亡が増えていきました。そのような状況の中、米国心臓協会は1956年に食事内容に関して次のような啓蒙を始めます。

『「バター、ラード、卵、ビーフ」を「マーガリン、コーン油、チキン、冷たいシリアル」に置き換えましょう』

米国心臓協会が「賢明な食事」としてこのような推奨を始めたこともあって、「コレステロールの高い食品は身体に悪い」というイメージが多くの人々の意識に定着していくこととなりました。コレステロールが心筋梗塞など重大な疾病の原因となるという印象を強く与えたのです。

この運動は日本にも飛び火してきました。当時、私たち日本人もマーガリンは身体にすごくいいものだと信じ込みました。バターに比べてコレステロールが低く、太りにくい。バターからマーガリンへの置き換えがどんどん進んでいくことになったのです。

そしてその結果はどうだったでしょう？　心筋梗塞などの発症数は減っていったのでしょうか？　いいえ、減るどころか心筋梗塞も狭心症も、増加する一方でした。

その後、１９８０年には今度はアメリカ大豆協会がマスコミを使ってこんなキャンペーンを始めました。「植物油は健康によい。肉やバター、ココナッツオイルなどに含まれる飽和脂肪は身体に悪い影響を与えますよ」と、大々的にアピールをしたのです。

それを受けてファストフードを始め冷凍食品や加工食品を製造する業者たちはこぞって「植物油（トランス脂肪酸）」を使うようになりました。また同じ頃に「脂質を降下させる」効果のある薬が大々的に売りに出されました。

1994年に、アメリカ糖尿病学会は国民に対して驚くような勧告を出しました。**脂を摂るとコレステロールが増えて動脈硬化を起こしてしまうからという理由で「食事のカロリーの60〜70％を炭水化物から摂取すべきだ」として、低脂肪の食事を勧めた**のです。

アメリカにならってWHOも日本の糖尿病学会もこれを推奨するに至りました。その結果、なんと**1994年を境に2型糖尿病患者数は3倍に増加したのです。**

見逃さないで！「家族性高コレステロール血症」のサイン

加齢によるコレステロールの変化はそれほど気にする必要はないことは先述した通りですが、一つだけ注意してほしいことがあります。**それは「家族性高コレステロール血症」と呼ばれる遺伝性疾患です。**

ＬＤＬコレステロール受容体（ＬＤＬコレステロールを取り込むための受容体）に関する遺伝子の変異によって起こり、遺伝的な要素がない後天的な高コレステロール血症患者に比べてＬＤＬコレステロールの上昇が著しく、動脈硬化のスピードも速いのが特徴です。早発性冠動脈硬化症を起こすなど臓器障害の程度も強くなるので早期からの対策と治療の開始が必要な疾患です。**自覚できるサインとしては、瞼《まぶた》**

の上などの皮膚や関節の部分に黄色腫（黄色いイボ状の塊）が見られます。自分でも見つけやすいので、気になる方は病院などでコレステロール値を測ってもらうことをお勧めします。

日本国内での家族性高コレステロール血症の患者数は25万人以上と言われています。これは、現在治療を受けている高ＬＤＬコレステロール血症患者の約８・５％に当たります。

遺伝性の疾患なので、本来は加齢とともに起こす可能性の高まる動脈硬化を、若い頃から起こす場合があり、男性では20代から、女性でも30代くらいから起こることがあります。

進行のスピードが非常に速いので、それをいかに止めるかが重要です。薬の併用も必要です。「遺伝性の病気だから」とあきらめないで、薬と並行して生活習慣の見直しで動脈硬化の進行や悪化を防ぐことが大切です。

第４章

「薬さえ飲んでいればＯＫ」なのか？気になる副作用は？

自分のタイプはどれ？——脂質異常症の四つのタイプ

脂質異常症は主に次の四つのタイプに分けられます。どのタイプに属するのかによってどんな薬を選ぶべきかを含む治療方法や、生活習慣の何を改善すべきなのかが変わってきます。

高LDLコレステロール血症

LDLコレステロール値が140mg/dl以上の場合

いわゆる悪玉と呼ばれるLDLコレステロール値が基準値を超えていると、高LDLコレステロール血症と診断されます。食生活の欧米化や、日常生活の中での運動不足などが影響していると思われます。年齢を問わず発症が見られますが、前述したように更年期を迎えた女性は女性ホルモンが減少するためＬＤＬコレステロール値が高くなる傾向にあります。

また、遺伝的体質で高くなることもあります。境界域高ＬＤＬコレステロール血症（ＬＤＬコレステロール値が１２０~１３９mg/dl の場合）という、治療の必要性を考慮するための診断基準も設定されています。

ＬＤＬコレステロール値が高くなる原因は**食べすぎによるエネルギーの過剰摂取や遺伝的体質などが挙げられます。**

高トリグリセライド血症

中性脂肪値が１５０mg/dl以上の場合

中性脂肪値の成人の基準は50~１４９mg/dlです。１５０mg/dlを超えると高トリグリセライド血症と診断され、メタボリックシンドロームの診断基準の一つにもなっています。内臓の周りに脂肪が貯まるタイプの人に多く、女性よりも男性の方が多い傾向にあります。

原因としては**アルコールの摂りすぎ、お菓子や果物・ジュースなどの甘いものの摂りすぎ**があるようです。食べすぎや運動不足も大きな要因です。

低HDLコレステロール血症

HDLコレステロール値が40mg/dl未満の場合

善玉と呼ばれるHDLコレステロール値が少なすぎると動脈硬化を起こす可能性が高まります。基準値の40mg/dlを下回ると低HDLコレステロール血症と診断されます。

血液中の中性脂肪とHDLコレステロールのバランスはシーソーのような関係なので、低HDLコレステロール血症と診断された場合は中性脂肪を減らすことが大切。ウォーキングなどの有酸素運動が有効です。煙草はぜひ禁煙を。

高non-HDLコレステロール血症

non-HDLコレステロール値が170mg/dl以上

2017年版の「動脈硬化性疾患予防ガイドライン」に、新しく加えられたのがこの「ｎｏｎ－ＨＤＬコレステロール」という基準です。

健康診断などで検出される総コレステロールから善玉のＨＤＬコレステロールを差し引いた数値で判断します。比較的小さな粒子のため血管壁に入り込みやすいレムナント様リポたんぱくや、スモールデンスＬＤＬなどもここに含まれます。すべてのコレステロールのうち、善玉でないのがとれくらいあるか？　を表すものです。

この基準値についても治療を検討する目安として境界域が設定されています（１５０～１６９mg/dl）。

どのタイプの脂質異常症にもそれぞれに対応する薬があります。薬を飲むことの是非はさておき、まずはどんな種類の薬があるかを知っておきましょう。

現在、病院から薬を処方されている方は、自分がどの種類の薬を飲んでいるのか確認してみましょう。分からなかったら薬剤師さんに聞いて下さいね。

脂質異常症の薬の種類

脂質異常症の薬の種類は大きく二つに分けられます。一つは主にＬＤＬコレステロールを減らす薬、もう一つは主に中性脂肪を減らす薬です。

◎主にＬＤＬコレステロールを減らす薬

・ＨＭＧ－ＣｏＡ還元酵素阻害薬「スタチン」

コレステロール合成を抑制し、ＬＤＬ受容体を増やします。現在コレステロール低下薬として処方されるものの8割がこのスタチンです。１９８０年代にアメリカで大々的に発売されたのがこの薬です。

・小腸コレステロールトランスポーター阻害薬「エゼチミブ」

小腸でのコレステロールの吸収を阻害します。

・陰イオン交換樹脂「レジン」

胆汁酸と結合して体外へのコレステロール排泄を増やし、肝臓でのコレステロールの胆汁酸への異化（分解）を促進してＬＤＬ受容体を増やします。

・「プロブコール」

ＬＤＬの異化を亢進、特に胆汁酸へのコレステロール排泄を促進します。

◎主に中性脂肪を減らす薬

・フィブラート系薬

肝臓でのトリグリセライドの合成を抑制し、リポたんぱくリパーゼの活性を上げることによって脂肪酸を燃焼させます。

••• 脂質異常症の薬とその作用

	LDLコレステロール	HDLコレステロール	中性脂肪	主な働き
スタチン	↓↓↓	↑	↓	肝臓でコレステロールが合成されるのを抑える
小腸コレステロールトランスポーター阻害薬	↓↓	↑	↓	腸管からのコレステロール吸収を選択的に抑える
陰イオン交換樹脂	↓↓	↑	↑	腸の中でコレステロールと胆汁酸の再吸収を抑える
プロブコール	↓	↓↓	—	コレステロールが酸化し、血管に付着するのを防ぐ
フィブラート系薬	↓	↑↑	↓↓↓	中性脂肪の合成を抑制する
ニコチン酸系薬	↓	↑	↓↓	脂肪酸が集まって中性脂肪になるのを防ぐ
イコサペント酸エチル	—	—	↓	血小板の働きを抑制して固まるのを防ぐ
オメガ3脂肪酸エチル	—	—	↓	血小板の働きを抑制して固まるのを防ぐ

↓の数が多くなるほど下げる効果が高い
↑の数が多くなるほど上げる効果が高い
—　効果に影響を及ぼさない

出典：日本動脈硬化学会「動脈硬化性疾患予防のための脂質異常症治療ガイド2013」

・ニコチン酸系薬

末梢脂肪組織での脂肪分解を抑制します。

・イコサベント酸エチル

血小板の働きを抑制して血液が固まるのを防ぎます。

・多価不飽和脂肪酸（ＥＰＡ製剤、オメガ３脂肪酸エチル）

肝臓でのトリグリセライドの合成を抑制し、肝臓からのリポたんぱくの分泌を低下させます。

それぞれの作用を一覧にまとめた表が右のものです。

世界で4000万人以上が服用する薬「スタチン」とは？

これまでに紹介した脂質異常症の薬の中で、「スタチン」は世界で4000万人以上に対して処方されています。コレステロール低下薬として処方されるものの8割を占めるという「スタチン」とはいったいどのような薬なのでしょうか。

スタチンは血中コレステロール値を下げるために広く使われていますが、2014年の国内市場規模は約2700億円と言われ（バークレイズ証券推定）、とにかく爆発的に売れている薬です。

スタチンを世界で初めて見つけたのは日本人研究者、当時の三共製薬（現・第一三共）の遠藤章《えんどうあきら》先生です。１９７３年に青カビの培養液から「コンパクチン」を発見。初の商業化は米国メルク社の「メバコーン」となりましたが、その後、三共製薬も「メバロチン」を発売しています。これらスタチンは、世界で毎日約４０００万人に投与され、ペニシリンと並ぶ奇跡の薬と言われています。中でも、ファイザー製薬の「リピトール」は長期間、世界の医薬品売り上げ第一位に君臨しました。また、メバロチンもピーク時の売上高はなんと年間２０００億円を記録し、三共製薬が日本橋に建てた大理石張りの豪華な本社ビルは別名「メバロチンビル」と呼ばれました。

因みに、日本では先発品のスタチンを発売している製薬会社は合計6社あります。プラバスタチン（商品名「メバロチン」第一三共）、シンバスタチン（商品名「リポバス」ＭＳＤ）、フルバスタチン（商品名「ローコール」ノバルティス　ファーマ）、アトルバスタチン（商品名「リピトール」アステラス製薬）、ピタバスタチン

（商品名「リバロ」興和創薬）、ロスバスタチン（商品名「クレストール」アストラゼネカ）です。

クレストール以外のスタチンは後発品（ジェネリック）がすでに発売されていて、唯一先発品として残っていたクレストールですが、２０１７年12月に特許が切れて後発品が発売されました。その数なんと23社79品目！　脂質異常症の市場がいかにドル箱か……ということを物語っている数ではないでしょうか。


スタチンがコレステロールを少なくする仕組みについてかんたんに説明しておきましょう。スタチンは肝臓においてＨＭＧ－ＣｏＡ還元酵素を競合的に（拮抗的に）阻害する薬です。

ＨＭＧ－ＣｏＡ還元酵素というのはコレステロールの生合成（体の中で合成すること）を促す酵素ですから、ＨＭＧ－ＣｏＡ還元酵素が頑張れば肝臓でたくさんのコレステロールが合成され、この酵素の働きが鈍くなればコレステロールの合成量

••• スタチンでコレステロール値が下がる仕組み

❶HMG-CoA還元酵素を阻害

HMG－CoA還元酵素を阻害することによって、肝臓でのコレステロール合成を抑制する。

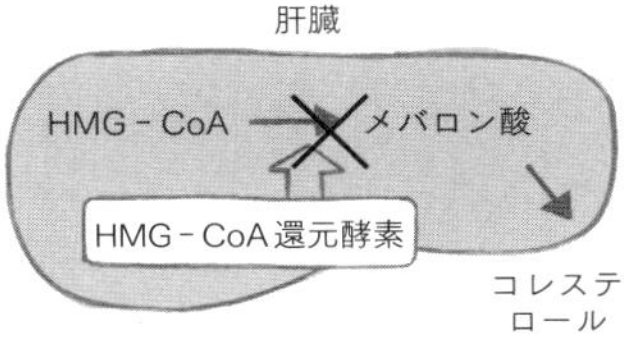

⬇

❷コレステロール量の減少

肝臓のコレステロールの貯蔵量が減るため、これを補うために肝臓のLDL受容体（LDLコレステロールを取り込むための受容体）が増加する。

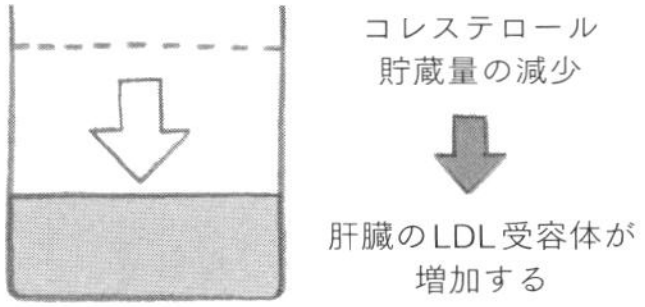

⬇

❸コレステロールの取り込み

肝臓のLDL受容体が増加しているため、血液中のコレステロールが肝臓へと移動する。

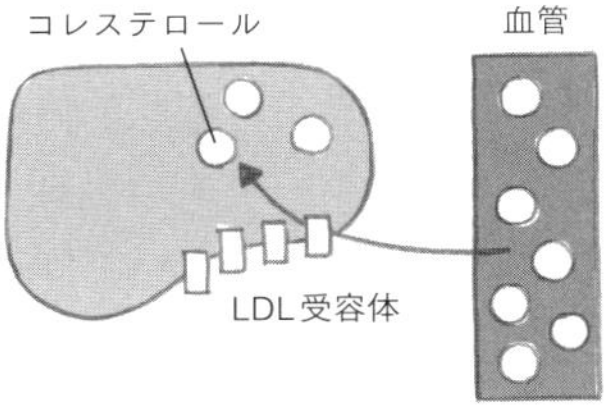

⬇

❹血中コレステロールの減少

血液中のコレステロールが肝臓へ移動するため、コレステロール値が下がる。

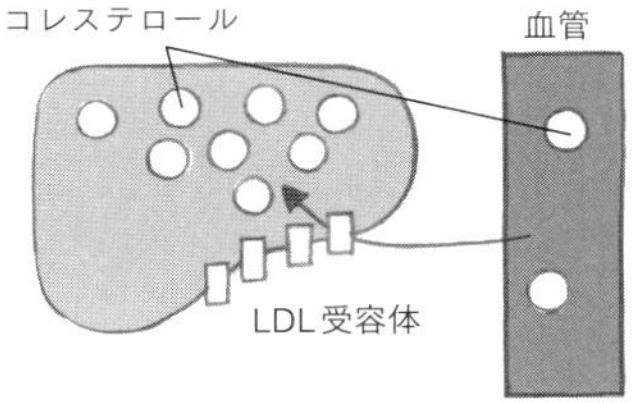

出典：https://kusuri-jouhou.com/medi/dyslipidemia/atorvastatin.html

は低下します。スタチンはこのＨＭＧ－ＣｏＡ還元酵素の働きを抑えることで、コレステロールを少なくするというものです。

肝臓に蓄えられていたコレステロール量が減るため、この減った分のコレステロールを「血液中に存在するコレステロール」から補おうとします。具体的には、肝臓に存在するＬＤＬ受容体の数を増加させます。そうすると血液中のコレステロールが肝臓へ移動するので、血中コレステロール値が下がる仕組みです。

近年行われた大規模な臨床試験によって**スタチンが脂質異常症患者における心筋梗塞や脳血管障害の発症リスクを低下させる効果がある**ことが明らかにされています。

一方、別の実験結果もあります。

２０１２年から２０１３年にかけて医学雑誌に発表されたデータによるとスタチン系薬剤でＬＤＬコレステロール値を下げても心筋梗塞や脳卒中など主要血管イベ

ントの発生数は減りませんでした。**それどころか主要血管イベントのリスクが５％未満の場合にはスタチン系薬剤の使用によって逆に死亡率を高めてしまうということが判明**（※）**しています。**

ＬＤＬコレステロール値が下がっても死亡リスクは減らない。では何のために薬を飲んでまでもＬＤＬコレステロール値を下げようとしているのか。そもそもＬＤＬコレステロール値を下げる必要があるのか。またこの疑問に戻ってしまいます。

スタチンの深刻な副作用

スタチンはコレステロールの生合成を促すＨＭＧ－ＣｏＡ還元酵素を阻害する働きを持つと同時に**他のいろいろな酵素もブロックしてしまいます。**中でも深刻な副

※出典：Lancet 2012;380:581, BMJ 2013;347:f6123

作用として、**ミトコンドリアの活動や活性を阻害するという性質があります。**細胞が呼吸する時にはミトコンドリアの活動が必要なので、このパフォーマンスが落ちると細胞の機能が弱まってしまいます。そうなるとどんなことが起こるか……そう、免疫力が落ちてしまうのです。

これは非常に怖い話です。**スタチンの服用によって細胞の機能が弱まり免疫力が落ちた身体は、様々な病を引き寄せてしまうでしょう。最も懸念されるのは、ガン細胞と戦えなくなってしまうということです。**スタチンを飲み続けると、ガンになりやすくなるということが考えられます。

スタチンによる副作用は他にもあります。２０１２年の２月に米国ＦＤＡ（食品医薬品局）が次のような見解を出しました。

「スタチン系薬剤は糖尿病のリスクを高める」

スタチンの投与によって2型糖尿病患者が激増しているというデータ（※）もあります。

この研究では、糖尿病を患っていないフィンランドの男性約９０００人（45～73歳）をおよそ6年間追跡し、スタチン系薬剤の服用と糖尿病発症の関連について分析しています。

分析の結果、スタチン服用者は非服用者に比べると、2型糖尿病の発症リスクが46%も高いことが分かったそうです。また、スタチン服用者は非服用者に比べて、インスリン感受性が24%、インスリン分泌が12%低下することも分かったそうです。

インスリン感受性とはインスリンが効きにくくなるということです。

対象は白人男性なので、人種差や性差がある可能性はありますが、対象が約９０００人ですから信憑性は高いのではないでしょうか。

しかし、このスタチンと2型糖尿病の発症リスクは「スタチンの種類」で異なるという報告もあり、スコットランドの大規模研究「West of Scotland Coronary

※出典：「Increased risk of diabetes with statin treatments associated with impaired insulin sensitivity and insulin secretion: a 6 year follow-up study of the METSIM cohort」
http://link.springer.com/article/10.1007%2Fs00125-015-3528-5

Prevention Study」では、「プラバスタチン使用で糖尿病のリスクが30％下がる」という結果が出ています。

さらに、他にも副作用の危険性が指摘されています。

横《おう》紋《もん》筋《きん》融《ゆう》解《かい》症《しょう》

骨格筋の細胞が融解、壊死することによって筋肉の痛みや脱力などを生じます。厚生労働省の「重篤副作用疾患別対応マニュアル」にはこの横紋筋融解症が医薬品によって引き起こされる場合があることが記載されています。主に高脂血症治療薬（脂質異常症の薬）や抗生物質などによって起こります。骨格筋細胞の融解、壊死により筋体成分が血中に流出した疾患であり、死に至ることもあります。

海外においてスタチン系製剤のセリバスタチンにより横紋筋融解症を発症し死亡した症例が報告され、日本でも発売中止になった経緯があります。

セリバスタチン製剤には「バイコール」（バイエル薬品）と「セルタ」（武田薬品）

がありました。海外の事例として、セリバスタチンとゲムフィブロジル製剤（フィブラート系高脂血症用剤で日本未承認）との併用や、不適切な高用量での治療による横紋筋融解症の副作用報告が多数ありました。

一方、日本では、ゲムフィブロジル製剤は未承認で販売されていないため、併用されることはほぼないと考えられましたが、世界で広く使用されているゲムフィブロジル製剤との併用を完全に避けることは困難であると判断、また、将来的に同製剤が日本で販売される可能性もあるので、２００１年８月に、「バイコール」「セルタ」について製薬会社両社が自主的に販売を中止としたものです。

スタチンによる筋障害に関しては、数々の検証は行われているものの発症の因果関係については解明されていません。

私が投薬していた時にも、「手足・肩・腰・その他の筋肉の痛み」「手足のしびれ」「手足に力がはいらない」「こわばる」「全身がだるい」「尿の色が赤褐色になる」などスタチン系製剤の副作用とみられる訴えが少なからずありました。

その症状は、筋肉・関節の痛みやしびれ・脱力感・倦怠《けんたい》感など症状も個人によって様々です。

投与直後から1ヶ月までの間に発現しやすいと言われていますが、重篤事例では長期投与を経過して発現する場合も報告されています。

ご高齢の方ではスタチンの服用によって起こっている痛みを加齢によるものと思い込んでいたケースもありました。服薬指導をしている時に湿布薬が出ている理由を尋ねると「足が痛くて、痛くて！」とのこと。スタチンが処方された時期と足の痛みがひどくなった時期が重なることから、もしかして……と思い医師に伝えてスタチンの服用を中止してもらったところ足の痛みがすっかりなくなったということがありました。

薬剤師もスタチンをお渡しする時には必ず「筋肉の痛みや脱力などが起こったら服用を中止しすぐに医師・薬剤師に相談してくださいね」とお話ししますが、これからスタチンを服用される方、また現在服用されている方はご自身の身体の変化を見逃さないようにしてくださいね。

間質性肺炎《かんしつせいはいえん》

スタチン系による間質性肺炎の報告が多数あります。

間質性肺炎とは、肺の中にある肺胞の壁の部分（＝間質）に炎症が起こる病気の総称です。間質は、呼吸で取り込んだ酸素と、血管中の二酸化炭素を交換する場所で、健康な肺では非常に薄くなっています。しかし、間質性肺炎になると、間質が線維化して厚くなり、次第に形が崩れていきます。そうなると、肺に酸素を取り込むのが難しくなります。

初期症状としては「階段を上ったり、少し無理をしたりすると息切れがする・息苦しくなる」「空咳が出る」「発熱」などです。しかし、日常生活に支障をきたすほどの自覚症状が出るまでには数年かかることも多いので、普段から充分注意が必要です。その他にも症例数は少ないながら、以下のような副作用の例も報告されています。

健忘症　運転中に記憶が飛んだ

女性化乳房　高齢の男性の乳房付近の痛みなど

認知障害　記憶喪失・物忘れ・錯乱など

スタチンがＬＤＬコレステロールを下げることについてはこれまでの何千もの臨床研究によって証明されています。ただ、最近では「ＬＤＬコレステロールを下げることが本当に心臓発作や脳卒中患者数の低下につながるのか？」という疑問と「長期にわたってのスタチンの服用によって重大な副作用が現れるのでは？」という心配が多くの医師によって問題視されるようになっています。

スタチンをめぐる医学界の攻防

世界中で多くの人に処方されている「スタチン」については、様々な意見や風説も飛び交っています。メディアで取り沙汰される機会も多く、スタチンの問題について報道されると10％の人がスタチンの服用をやめるというデンマークの調査もあるそうです。

スタチンの持つＬＤＬコレステロール値を確実に下げるというメリットと深刻な副作用というデメリットをどう判断するかについては、これまでも何度となく議論がされてきました。

それに対して英国医学協会とオックスフォード大学が医療統計学のプロの視点か

ら論文を読み直してまとめた論文が２０１６年9月8日号の『ランセット』に掲載されました。医師、患者、そして市民が心臓や脳血管障害を防止するため適切な判断を下す一助となることを目指した総説で、タイトルは「スタチン治療の効果と安全性についてのエビデンスについての解釈」です。

この中で、これまでに発表された治験論文から得られた様々な結論の再評価が行われており、明快な結論を引き出しています。

それによると、スタチンの効果としてＬＤＬコレステロールを下げることで間違いなく動脈硬化による心臓発作を少なくとも20％低下させることができるとしています。

一方、気になるスタチンの副作用については、確実な副作用として横紋筋融解症を挙げており、その頻度は10万人に2〜3例。スタチンをやめれば治るとしています。また、糖尿病や脳出血の発症がスタチンの服用によって増えるという報告については信用できるが、その頻度とスタチンによる全体の死亡率の低下をはかりにかけた場合、スタチンを避ける理由にはならないと結論付けています。

この論文の結論は「スタチンを絶対的なもの」と捉えている前提があるように思います。前章でもお話したように、コレステロールは高めなほうが総死亡率は低下するというデータが数多くあります。

欧米の死因をみると、心臓病、中でも動脈硬化が原因で起きる心筋梗塞等のリスクが高いのですが、欧米とは異なり、日本では死因第一位はガンで、ガンによる死亡者数は心筋梗塞と脳梗塞を合わせた死亡者数の2倍以上になっています。

この死因の大きな違いは、食生活が異なるためと考えられていて、外国のデータをそのまま日本人に適用することはできません。つまり、日本人の場合は特に、動脈硬化の予防だけにとらわれず、発ガン性などについても考慮する必要があると言えるでしょう。脂質異常症になる患者さんの環境、状況、他の疾病歴等、その背景・リスクは様々です。確かに治療にスタチンが必要な方もいるでしょう。しかし、スタチンの服用によって糖尿病や脳出血の発症が増えるという報告が信用できるものなら、高リスク患者でない限り、できるだけスタチンを飲まないことを考えていく方が正当ではないでしょうか。

薬を服用するということは、そういった背景を加味せずに、身体の声を聞くことなく強制的に、正しいとされる数値に合わせようとすることだということは忘れないでください ね。

日本の女性だけがコレステロール低下薬を処方されている!?

日本では男性の約2倍の数の女性がコレステロール低下薬を処方されて服用しています。前述したように閉経後の女性は女性ホルモンのエストロゲンが減少するため、LDLコレステロールが閉経前に比べると増加する傾向にあります。

脂質異常症が疑われる人のうちの服薬者の年代・性別ごとの推移

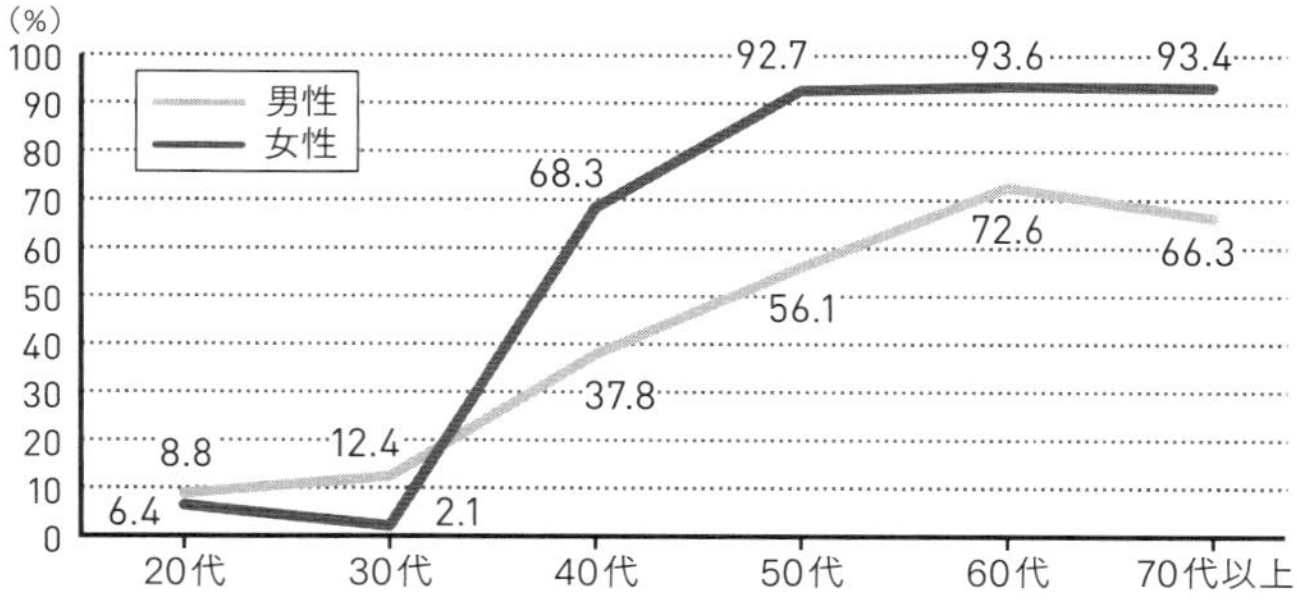

服薬者とは、コレステロールを下げる薬または中性脂肪を下げる薬を服用している者を指す。

出典：平成28年国民健康・栄養調査より作成

これは女性の身体の自然な変化であって決して病的な現象ではないのですが、日本の健康診断基準によってＬＤＬコレステロール値が１４０mg/dlになると自動的に「脂質異常症」という診断を受けてしまいます。医療機関を受診するように勧められて、結果として薬を処方されるということになります。上のグラフでは、脂質異常症が疑われる女性の場合、50代以降では9割の方が服用しています。

そもそも女性は長い人間の歴史の中で培われてきた本能として、脂肪の蓄積と利用の能力が発達しています。命を宿す子宮を守り、産後の母乳を作ったり、狩猟に出かけた男性が戻るまでの長期間の飢餓状態を乗り越えたりできるのもこの能力のおかげです。そのため、女性の身体の方が男性に比べてコレステロール値が高いのは当然のことです。

欧米では、最近では「女性にコレステロール低下薬は不要」とされています。米国医師会では次のように結論付けた論文が発表されました。

※

- 心血管系疾患の既往歴のない女性に対して脂質低下は総死亡率または冠動脈疾患の脂肪率を低下させない
- 女性での脂質低下が冠動脈疾患の発症率を下げることについて、統計学的な有意な結論は得られていない
- 血管系疾患の既往歴のある女性に対しては、高脂血症治療は冠動脈疾患発症率と死亡率、非致死性狭心症、血管再生術の減少に効果があるが、**他**

※出典：JAMA 2004年5月12日;291(18):2243-52

の疾患が増加するため総死亡率は減少しない

閉経後の女性の半数が「脂質異常症」だと診断されて、男性の2倍もの女性がコレステロール低下薬を服用している日本の状況は、欧米からは異常な事態だと驚かれています。

「基準」は変わる⁉

厚生労働省から5年ごとに発表される「食事摂取基準」というのをご存知でしょうか。日本人が健康を維持・増進するために摂取すべき各栄養素やエネルギーの基準量が示されています。２０１０年版の食事摂取基準ではコレステロールの目標量が成人男性は一日750mg未満、成人女性は一日600mg未満とされていました。これが、2015年版になると撤廃されています。

なぜコレステロールの摂取基準がなくなったのか？　前述したように健康な人においては食事中のコレステロールの摂取量と血中コレステロール値の相関を示す十分な科学的根拠がないことが明らかになったからです。 健康の維持・増進に、食事から摂るコレステロールの量は関係ないと判断されたということですね。

これまで食事のコレステロールを制限すべきだとしていたのは、血中コレステロール値に影響を与えると考えられていたからです。そのせいで、コレステロールの多い卵や鶏のレバー、バター、いくら、えびなどは目の敵のようにされてすっかり悪者扱いだったのですが、晴れて「食べても大丈夫」となりました。

欧米でも同様の動きがあります。アメリカやイギリスでは30年以上にわたって食事の総脂肪量とバターなどの動物性脂肪に多い飽和脂肪酸の摂取量の制限を基本として食事指導が行われてきました。

宗田マタニティクリニック院長、宗田哲男《むねたてつお》先生の『ケトン体が人類を救う』（光文社新書）に次の記載があります。イギリスの医学雑誌（２０１５年２月）にこんな研究結果が発表されたというのです。

「食事指導を実行してもしなくても心筋梗塞などによる死亡率は変わらない」

これにはもう驚くほかありません。すごい研究結果が出たものです。だって「してもしなくても変わらない」ですよ。30年来の既定路線を覆すようなこういう発表ができるということは、本当に素晴らしいことだと思います。

この研究は健康な人と脂質異常者の患者らを対象にした複数の研究を分析した質の高い研究で、血中コレステロールを減らすことを目的に行った従来の食事指導には根拠がないことを示した画期的な内容となりました。

「コレステロール0」のトクホ商品の罠

「食べ物で血中コレステロールが上がることはない」ということは、もう今では周知の事実となりました。アメリカやイギリス、そして日本でも厚生労働省のお墨付きです。ところが、いまだにスーパーマーケットなどでは「トクホ」商品の一つとして「コレステロール0」などの商品が並んでいます。

トクホというのは特定保健用食品の略で、厚生労働省から健康に一定の効果があると認められている食品のことです。市場規模は約6000億円。そのうちコレステロール値を下げるとうたっているものの市場規模は220億円にも及びます。お茶や青汁、豆乳、シリアル、マヨネーズなどバラエティに富んだ品ぞろえで、何となく選んでいたという方も多いはずです。でも、実は全く必要なかったということです。

「コレステロール0」食品が、結局血中コレステロール値のコントロールには意味がなかったということの他に、もう一つ考えていただきたい点があります。それは、トクホ商品は加工品であるということです。

もともとはコレステロールを含む食品を「コレステロール0」にするためには何らかの人工的な加工を施さなくてはなりません。身体に少しでもいいものをと願って「コレステロール０」を選んでいたつもりが、実際には加工された食品を身体に入れてしまっていたということです。しかも効き目もなかったとしたら。

「もう買わない！」と思った方、正しい判断だと思います。

でも、まだまだ店頭には「コレステロールが気になる方へ！」のキャッチコピーで食品中のコレステロールをカットした食品がたくさん並んでいます。

ただ、私は「コレステロール０のトクホ商品を一切買うな！」と言っているわけではありません。効果もないし、加工食品だから身体にどんな影響を与えるか分からないし、もちろんお勧めはしません。私自身が選ぶことは絶対にありません。それでも「コレステロール0食品を食べるとコレステロールが減る気がするんだよね」と信じている人には若干なりとも効果があると思うからです。

血中コレステロール値の上昇にはストレスも関係しています。安心してストレスを減らすことで実際にコレステロール値が下がるということは確かにあると思います。どんなこともそうですが、自分で納得して決めるということが大切です。

「基準」が「病人」をつくる

かつて医学が今のように進化していなかった時代には、病気はなんらかの自覚症状があって初めて気づくものでした。「痛い」「かゆい」「だるい」「高熱が出た」などの症状があって、身体の異常に気がつきました。

ところが現代では……服用が推奨されます。

もちろん、自覚症状が出る前に早期発見ができたことで、命にかかわる病気を未然に防ぐことができたという方もたくさんいるでしょう。

しかし、「基準」があることでどんどん「病人」がつくられていく。そのために多量の薬が処方される。そんなことも起こっているのです。さらに、**「基準」は人々の不安をあおります。**それによって効果が定かではない健康食品が飛ぶように売れたり、健康グッズが次々に発売されたりもしています。

コレステロール値については健康診断では「自覚症状がないからこそ怖い」と脅かされることが多いのです。「このままだと血がドロドロになって血管が詰まりますよ」なんて言われたら、自分ではちっとも身体に不調は覚えていないのに勧められるままに素直に薬を飲むようになります。

コレステロールについては基準値を外れているからと言って薬でコントロールする必要は本当にあるのでしょうか。何度も繰り返し問いかけていますが、そもそもコレステロールは減らすべきものなんでしょうか。そのことを本書で紹介した様々なデータや事例をもとに、一人ひとりが自分自身で判断できるようになってほしいと思います。

「薬を飲むかどうか」決めるのはあなた自身です

薬剤師として勤務していた頃にこんな相談をよく受けました。

「血液をサラサラにする薬を飲んでいるんですが、いつまで飲み続けないといけないんですか？」

薬を飲むと何となく体調が悪くなる。でも、お医者さんには薬を飲まないと血管が詰まるよと言われ、悩んでいるわけです。

私自身は、薬の予防効果については疑問を持っています。急性のケガや疾患に対処するのが本来の薬の役割なので、自覚症状がないまま予防的に飲んでも副作用を上回るほどの効き目を期待するのは難しいと思っています。また、薬を飲むことで身体が発しているＳＯＳの声を閉ざしてしまうことにもなってしまいます。

しかし、だからと言って「すぐに薬をやめなさい」とも言えない事情があります。ここが人の心のとても複雑なところで、**「薬のおかげで血液がサラサラになっている」と思い込んでいる人には、それなりの効果があるのも事実なのです。**無理やり薬をやめてしまうと「今頃、自分の血液はどうなっているんだろう。ドロドロになっていたらどうしよう」などと悩んでしまい、それがストレスになって本当に血液の流れが悪くなることもあり得ます。

血圧の薬も同様です。「薬のおかげで血圧が安定している」と思っている人が薬をやめると、「上がるかもしれない」という不安にとらわれて、そのせいで血圧が上がることがあります。身体というのは不思議なものですね。心で考えたことに応えようとするようです。

薬は身体にとって「異物」なので、飲まないに越したことはないと私は思っています。ですが、薬の力を信じている人に「飲んではいけない」というのは酷であるとも思っています。他人に対して薬を「飲むな」というのは難しいことです。こればっかりは自分の責任において決断する必要があります。自分自身で責任を取れると思うから判断できるので、他人の身体の責任をとることはできません。

薬をやめたいという相談の中に「母が薬をやめない……」「夫の薬をやめさせたい……」というものが多いのですが、これは「お母さま」「ご主人」の問題です。あなたが薬をやめてもらいたいと思っても本人にその気がないと薬をやめることは難しいのです。

まして、身内の言うことにはなかなか耳を傾けてもらえないものです。今の日本では、素人の家族の言うことより、医師の言うことが絶対正しいという思い込みがありますからね。「先生が自分のために出してくれた薬が悪さをするわけがない」と信じ込んでいるとそれを覆すのは至難の業です。理解してもらえないことがあなたのストレスになって逆に体調を崩すなんてことにもなりかねません。

ご本人の薬の相談を受けた時も、私は「やめるべきです」とか「やめなさい」とは言わないようにしています。その薬についての情報は提供します。そしてご本人が自分で調べた上で「薬を飲む選択」をしたのなら、それもアリだと思っているからです。

私は講演でもよく「自分の健康は自分でつくる」とお話しします。「薬に頼らない生活をしていただきたい」とも思っています。**〝頼らない〟ということと〝飲まない〟ということは違うと思っています。**「お医者さまが飲めと言ったから」「この薬がないと生きていけないから」と依存してしまうのではなく、「どうしてその薬が必要なのか」「薬に頼らないためには何をしたらよいのか」をご自身で考えていただきたいのです。

健康を損ねている理由・背景も様々です。「自分でつくる」という言葉の中には「どうするかを自分で決める」という意味が込められています。

本書でもコレステロールについての色々な所見を示しました。そして「コレステロール値は本当に下げなければいけないのか？」を問うてみました。

私が講演でよく言うフレーズに「私の言うことを鵜呑《うの》みにしないでくださいね。疑って聞いてください」というのもあります。「正しい」と思い込んで聞くと、またそこに依存が生まれてしまうと思うからです。私の意見も参考にしながら、ご自身で判断していただきたいと思っています。

ですから本書のテーマも「コレステロール薬を飲んではいけません」ではなく「それでもコレステロール薬を飲みますか？」とあなたに問いかけています。

そして、「薬を飲みたくないな」「やめてみようかな」と思ったら、次章に進んでくださいね。

第5章

薬に頼らずに長生きする方法

薬を飲み続けてはいけない理由

薬は、慢性化してしまった症状を「治す」ことはできません。慢性化してしまった症状というのは、たとえば高血圧や糖尿病、そして本書のテーマであるコレステロールや中性脂肪過多などの生活習慣の乱れや加齢が原因となっている病気＝生活習慣病のことです。

生活習慣病の原因は自分自身の生活習慣です。自覚症状がないままにいつの間にか進行して、慢性化していきます。**このような生活習慣病に対して薬ができることは「症状を抑える」ということだけで、症状を消し去ってくれるわけではありません。**

それなのに、まだまだ「薬を飲んでさえいれば、いつかはよくなる」と思い込んでいる人も多いようです。あるいは薬では治らないことを知っていても「薬のおかげでこれ以上ひどくならないなら、それでいいや」と生活習慣を変える努力をすることなく、薬の力に頼り切っている人もたくさんいらっしゃいます。

薬は確かに便利なものです。運動をしなくても食生活の改善をしなくても、薬さえ飲んでいれば「正常値」に近づいたり保ったりできるのですから、つい頼ってしまう気持ちも分かります。

けれど、薬を使わない薬剤師である私は、こう伝えたいのです。

「薬を飲み続けてはいけない！」

どんなに便利であっても、お手軽であっても、薬というものは飲み続けるべきではありません。その理由の一つは先にもお話しした「薬には副作用がある」ということです。すぐ出現し、気づくことができる副作用もある一方、生活習慣病自体がそうであるように、気づいたときには、重大な事態になっているということもあるのです。「副作用は自分には起こらないこと・関係ないこと」ではなく、「いつ自分に起こっても不思議ではないこと・起こるかもしれないこと」と思ってください。

そしてもう一つ。薬を飲み続けてほしくない理由として、「薬を飲むと、体内にある酵素が奪われる」ということがあります。

「酵素」は体の中で様々な働きをしてくれます。

主だった働きとして、

- 口から入った食べ物を消化する
- アルコールを分解する
- 血液を作る
- 皮膚を作る

ということが挙げられます。

私たちは体内の酵素の働きのおかげで生物としての活動を営んでいます。酵素にはもともと体内にある**「体内酵素」**と、食事などを通じて外部から取り入れる**「食物酵素」**があります。

体内酵素は無尽蔵に作られるものではなく、一日に作られる量には上限がありま す。また、加齢とともにその量は減少していきます。

この体内酵素は食物の消化や吸収に使われる**「消化酵素」**と、身体を正常に機能させるために使われる**「代謝酵素」**に分かれます。そしてこの二つの酵素は互いに影響し合っていて、使われる量は決まっているのです。

たとえば全体の体内酵素の量を１００とすると、そのうち消化酵素に60を使うと代謝酵素は40になります。もしも消化酵素に90を使ってしまうと、代謝酵素は10になるということ。食べすぎたり飲みすぎたりして消化酵素として使われる量が増えると代謝の方に酵素が回らなくなって、太ったり肌が荒れて吹き出物ができたりしてしまうのです（思い当たる人、多いのではありませんか？）。

そして、**この大切な酵素は「薬」の消化・吸収・代謝にも使われます。**薬は昔から人の身体に慣れ親しんできた食品とは違って人体にとっては一種の「異物」なので、効率的な消化・吸収システムが体内にはありません。異物が入ってくると、身体はできるだけ速やかに代謝して体外に排泄しようとします。**薬を代謝することを「解毒」と言います。**ですから、**薬が体内に入ってくると解毒のために酵素が大量に消費されてしまうのです。健康にとって大切な酵素を最も無駄遣いしているもの、それは薬だと私は思います。**

この章では、薬に頼らずに中性脂肪やコレステロール値を下げるために、六つのポイントについてご紹介します。

❶ バランスのよい食事（コレステロールの制限ではない）

❷ 飲酒は適量を守る
❸ ストレスを溜めない
❹ 禁煙の厳守
❺ 適度な運動
❻ ファスティングをする

本当に「一日に卵10個を食べても大丈夫」なのか？

２０１５年に厚生労働省が日本人の食事摂取基準からコレステロールの上限値を撤廃したという話はすでにご紹介しました。その理由が「食事から摂るコレステロールの量は、体内の血中コレステロール値にはさほど影響を与えない」ということが医学的に明らかになったからです。コレステロールは人の身体にとって必要不可欠なものなので、食事から摂る量にかかわらず常に一定量が体内を循環するようなシステムができ上がっているということです。

けれども、ここで「じゃあ何をどれだけ食べても大丈夫なんだ！」という結論に一足飛びに行ってしまうのも困りものです。というのは、コレステロールの摂取が制限されなくなったからといって脂質異常症という疾患自体がなくなるわけではないからです。脂質異常症は自覚症状がないままに血管を傷つけて、動脈硬化を進行させていきます。現在、脂質異常症と診断されている人は、やはり食事にも十分に気をつける必要があります。

動脈硬化の進行を防ぐために大切なのは、ＬＤＬコレステロールの酸化を抑制することです。また、脂質の中身を整えること、つまり中性脂肪やＬＤＬコレステロールを減らし、ＨＤＬコレステロールを増やして正常なバランスを取り戻すことです。

中性脂肪を減らせば、最も恐ろしい「超悪玉」のレムナント様リポたんぱくやスモールデンスＬＤＬコレステロールの発生も抑えることができます。

「卵を一日に10個食べてもコレステロール値は変わらない」というのは実証された結論ではありますが、これを受けて「何を食べても大丈夫」だと思い込んでしまわないようにしてくださいね。食事というのはコレステロールの値だけで語れるものではありません。

特に現在、脂質異常症の傾向があると指摘されている方や実際にそう診断されて薬を処方されている方、太りすぎかなと気になっている方、何らかの身体の不調を抱えている方などは食生活の見直しが必要です。逆に言うと、食生活を見直して変えていくことで、どんどん改善していくことができるということです。

普段の食事に取り入れたい食品とは？

食事の際に気をつけたいことは、次の「二つの目的」を意識することです。

❶ 活性酸素によるLDLコレステロールの酸化を抑制する。

❷ HDLコレステロールを増やしてLDLコレステロールと中性脂肪を減らし、脂質の中身を正常にする。

この二つの目的に沿って、食生活で心がけたい点を考えていきましょう。

まず、活性酸素を抑えるために必要なのは抗酸化物質を多く含む食品を摂るということです。

抗酸化物質を含む代表的なものとして緑黄色野菜が挙げられます。緑黄色野菜に多く含まれる**ビタミンC、ビタミンE、βカロチン（ビタミンA）は3大抗酸化ビタミンでビタミンACE（エース）と呼ばれています。**トマトに含まれているリコピンや、茄子《なす》に含まれるアントシアニンなどの天然色素も抗酸化物質の一つです。赤ワインやお茶に含まれているポリフェノールやカテキンはすっかり有名になりましたね。普段の食事に意識して取り入れることでＬＤＬコレステロールの酸化を防ぐことができます。

次に、ＨＤＬコレステロールを増やす食品をご紹介しましょう。いわゆる**青魚、たとえばアジやイワシ、サバなどに含まれるDHA（ドコサヘキサエン酸）やEPA（エイコサペンタエン酸）はHDLコレステロールを増やし、LDLコレステロールと中性脂肪を減らす**一石二鳥の働きを持ちます。

また、ネギに含まれるアリシンや玉ねぎに含まれる硫化アリルも同様にＨＤＬコレステロールを増やしてＬＤＬコレステロールを減らすと考えられています。大豆に含まれるレシチンにもＨＤＬコレステロールを増やす働きがあります。

最も誤解されている⁉「油」の話

食事の際に何に気をつけていますか？　と聞いた時に、多くの人がこう答えるのではないでしょうか。

「油の摂りすぎに気をつけています」

「できるかぎり油を控えています」

健康な身体のためには、そして太りすぎないようにするためには「油は大敵だ！」と、とにかくすべての油を目の敵にしている人がいます。たしかに、油抜きの食事などがダイエットに有効であると推奨されたこともかつてはありました。
けれども、栄養学は進歩しています。現在では「油」の価値が再評価されています。たとえば「飽和脂肪酸」と呼ばれる油（代表的なものとしてはバター）が動脈硬化の原因になると言われた時代がありました。これは、現在では否定されています。

少量でカロリーが多く摂れる油（脂質）は、栄養状態を改善することに大きな効果をもたらします。考えるべきなのは「油をカット」することではなく「油を有効利用」することです。

現在注目されている油の一つに**中鎖脂肪酸油（ＭＣＴオイル）**があります。中鎖脂肪酸はココナッツオイルやパーム核油に多く含まれるもので、内臓脂肪を溜めないことが確認されています。一般的な脂肪酸とは代謝経路が異なり、効率よく分解されてエネルギーに変わります。

ＭＣＴは胃もたれを起こしにくいので、食が細くなった高齢者にも向いています。

また、糖質制限のもと、脂肪酸が燃焼する際には肝臓でケトン体が作られます。この**ケトン体には活性酸素を無害化する働きがある**のです。

エゴマ油やアマニ油に含まれるαリノレン酸は、摂取した量の一部が体内でＤＨＡ（ドコサヘキサエン酸）やＥＰＡ（エイコサペンタエン酸）に変換されると言われています。ＤＨＡやＥＰＡはＨＤＬコレステロールを増やし、ＬＤＬコレステロールと中性脂肪を減らしてくれるので、これらの油を活用するのもよさそうです。ただし、これらの油は酸化しやすいため加熱調理には向きません。炒め物や揚げ物には使わず、サラダのドレッシングやマリネなど、加熱をしない調理法で摂ってください。

また、**オリーブオイルやアーモンドなどに含まれているオレイン酸**にはＨＤＬコレステロールを減らさずにＬＤＬコレステロールだけを減らす働きがあるという報告もあります。

気になるアルコールについても考えておきましょう。

お酒をたしなむ方にとっては嬉しいことに「アルコールは適量であれば、ＨＤＬコレステロールを増やしてくれる」そうです。喜ぶたくさんの人たちの顔が見えるようですが、でも、厳しいことも付け加えさせてください。それは「必ず適量を守ってください！」ということです。

適量というのがどれくらいかご存知でしょうか。お酒が強い人と弱い人とでは個人差もありますが、ビールなら一日に中瓶一本程度（５００ml）、日本酒なら一合、ウィスキーならダブルで一杯程度です。この量を守れるなら、ＯＫです。

けれども、もし守れないとどうなるか。それも知っておいてくださいね。アルコールを飲みすぎると、中性脂肪の合成がどんどん進みます。そのため脂質異常症を引き起こしたり超悪玉のコレステロールを増やしたりすることにつながり、いいことは一つもありません。

アルコールの過剰摂取は危険！　と認識してください。

ストレスがコレステロール値を上げる!?

生活習慣病の主な原因の一つは「ストレス」だと言われています。ストレス社会などと言われることの多い現代を生きている私たちは意識する、しないにかかわらず常に多くのストレスにさらされているのでしょう。このストレスが長期間続くと、生活習慣病を引き起こしてしまいます。

ストレスは、まず、過食や過度の飲酒を誘い、それによって肥満という結果を招きます。**また、過度なストレスは自律神経に影響して脂質代謝異常などの原因となって、脂質異常症を引き起こします。**ストレスによる自律神経や内分泌系異常は活性酸素を発生させ、酸化ＬＤＬを増やして動脈硬化を進行させてしまいます。

このようにストレスは身体に対して悪影響を及ぼしながら、脂質異常症を含む様々な生活習慣病を進行・悪化させていきます。

とはいえ、じゃあストレスを無くそう！　と決めてストレスがすぐに無くせるかと言うと、そんなに簡単なことではありません。ストレスの感じ方というのはかなりの個人差があるもので、万能で即効的なストレス解消法というのはありません。

また、ストレスには好ましいストレスと悪いストレスがあるというふうにも言われています。好ましいストレスというのは、やりがいのある仕事や将来の目標に向かう時に感じるストレスのことです。一方、悪いストレスというのは仕事や人間関係で感じるプレッシャーや、家族との不和、経済的な悩みなどの「精神的」なもの、過労や睡眠不足などの「生理的」なもの、そして騒音や大気汚染、食品添加物などによる「物理的・科学的」なストレスのことです。

ストレスを少しでも減らすためにはどうすればいいいか？　心と身体の二本立てでいろいろな方法を試してみましょう。

心の面でのストレス軽減のためのアプローチとしてお勧めしたいのは、**「笑う」機会を増やす**ということです。大声で笑うと交感神経の緊張が緩むので、脂質や糖の代謝によい影響を与えます。「幸せホルモン」と言われているセロトニンの分泌も促されます。笑うことで、**ガン細胞や体内に侵入するウイルスなどを退治してくれるリンパ球の一種であるナチュラルキラー（ＮＫ）細胞も活性化されます。**

また、笑うこととは対極にあるようですが**「泣く」ことも効果的です。**副腎皮質刺激ホルモンの「ＡＣＴＨ」、副腎皮質ホルモンの「コルチゾール」といったストレス物質も涙と一緒に体外に流れ出ます。つまり、**感情によって流れる涙には、ストレスの原因になる物質を排出する重要な役割があるのです。**

また、涙にはストレスによって生じる苦痛をやわらげる脳内モルヒネ「エンドルフィン」に似た物質も含まれていると言われています。目にゴミが入って涙が出てもストレス物質は流れませんが、悲しい時に思いっきり泣くことで、ストレス物質を排出し、苦痛を緩和することができるのです。時には思いっきり泣いてみるのも、思わぬストレス解消になるものです。

身体の面で最も効果的なのは「睡眠」ではないでしょうか。毎日ぐっすり眠ることは、健康のためには欠かせない大切なことです。一般的には、一日に7〜8時間の睡眠が必要とされています。**7〜8時間以下になると正常なホルモン分泌や新陳代謝が行われにくくなるというのですから大変です。**食事療法をどんなに頑張っても、あるいは運動を一生懸命続けても一向に効果が出ないと悩んでいる人は、もしかしたら睡眠が不足しているのではないでしょうか。

よい睡眠とは時間だけでは測れないようで、8時間以上眠っても疲れが取れないという声も聞きます。質の高い睡眠、目覚めた時に体がリセットされて元気になっているような睡眠を目指したいものです。よく言われることですが、ぬるめのお湯(38〜40度程度)のお風呂に寝る1〜2時間前までに入ることや就寝2時間前くらいの軽い運動やストレッチなどはよい睡眠を導く効き目があるようです。また、寝る

1時間前には、パソコンやスマートフォンを見ないこともよい睡眠のためには必要です。

何度でも言います！「煙草は百害あって一利なし」

禁煙ムードが高まって、喫煙者は肩身の狭い思いをしているなんて話も聞きますが街で見かける喫煙スポットでは、相変わらず多くの人が煙をくゆらせています。

煙草に含まれているニコチンはＬＤＬコレステロールを増やし、ＨＤＬコレステロールを減らします。**いわゆる「悪玉」を増やして「善玉」を減らすというわけです。**さらにニコチンには血液中の中性脂肪の生成を促進する作用もあります。血液中の脂質が増えるということは、ドロドロ血液への道まっしぐらということになります。

ニコチンの「害」はまだまだあります！　ニコチンは緊張やストレスを感じた時に働く交感神経を刺激する働きがあります。交感神経は闘争本能につながる神経なので、心臓の動きがバクバクと活発化して血圧を上昇させます。同時に心拍数もドキドキと急激に上昇します。

また、ニコチンやこれまた煙草に含まれているタールには血液中の血小板を凝固させるという働きがあって、**本来は滑らかな血小板の表面をいびつに変形させてしまいます。**そうなると血小板同士がくっつきやすくなり、これも血液ドロドロの原因になります。

ニコチンやタールのような有害物質が体内に入ると、防御反応として活性酸素が大量に発生します。活性酸素はＬＤＬコレステロールを酸化させて酸化ＬＤＬコレステロールを産みだしてしまいます。酸化ＬＤＬコレステロールは動脈硬化の真の原因の一つ。健康な血管の壁に傷をつけて、血管が本来持っている血管拡張作用を損ないます。

もっと怖い話もあります。毎日10本以上の喫煙を続けている人は、くも膜下出血のリスクが通常の3～4倍、咽頭ガンの発症リスクはなんと33倍です。

これほどリスクの高い喫煙ですが、それでも絶対に吸うなとは私には言えません。禁煙が大きなストレスになって、他の病気を引き起こしてしまう可能性もなくはないからです。

でも、他にも疾病リスクを抱えている人はできるだけ禁煙に努めましょう。少なくとも本数を減らす努力はしてください。禁煙外来もありますし、ファスティング合宿なども かなり効果があります。

私が主催しているファスティング合宿に参加された方の中にも、ファスティングを経験して、煙草をすんなりやめられたという人が結構な数いらっしゃいます。ここに列記したようなリスクをきちんと知って、それでも煙草を吸い続けるのか？これも自分自身で納得して決めるしかありません。

麦踏みエクササイズで得られる素晴らしい効果

食事制限というのは、できる人にはすんなりできるものですが、できない人にはとんでもなくストレスの溜まる苦行のようです。厳しい節制の後に反動でドカ食いした！　なんていう話は巷にあふれています。

そこで、取り入れたいのが気軽にできる運動です。身体を動かすことはそれ自体がストレス解消にもつながりますし、食事制限に運動を併用することで効果が高まり速いスピードで結果を得ることもできます。

私が推奨している運動は「歩くこと」「ウォーキング」です。ウォーキングについては拙書『歩き方できまる　長生き父さん、早死に父さん。』（慶友社）、『歩き方で寿命が決まる！　ベジタサイズ＆ＨＡＰＰＹウォーク』（キラジェンヌ）などを参照していただくこととして、ここでは歩かなくてもその場でできて、高い効果が期待できる「麦踏みエクササイズ」をご紹介します。

最近テレビ番組や健康系の雑誌などにも大きく取り上げられてブームを巻き起こしているかかとを落とす運動をご存知でしょうか。麦踏みエクササイズは、リズムに乗ってかかとを落とす運動です。麦踏みをするような動きが、ふくらはぎの筋肉や土踏まず、かかとの骨を刺激して様々な健康効果を得ることができます。いつでもどこでもできるので、ぜひ日々の習慣にしましょう。

麦踏みエクササイズを続けることで身体にどんなよい影響を与えるかを４つのメリットとしてまとめてみました。

メリット1　骨粗しょう症の予防

かかとに刺激を加えることによって骨に振動を与えることができます。加齢による骨密度の減少が問題になっていますが、骨密度を高めるためには骨に振動を与えるのが最も効果があることが分かっています。かかとをトントンと落とすことにより骨細胞が活性化して、骨粗しょう症の予防になります。

メリット2　認知症の予防・改善

かかとを落とすことによって振動と刺激が脳に伝わるので、脳細胞が活性化します。認知症の予防だけでなく、改善にもつながるのがうれしいところです。

メリット3　ケガや痛みの予防

かかとを上げることで「土踏まず」がしっかり形成されます。土踏まずの役割はペットボトルの底のへこみと同じで、これがあることで上に長い身体が安定するのです。

土踏まず（へこみ）があることで力が分散されて、面ではなく点で支えることになるのでクッションの役割を果たしてくれます。高齢になると転びやすくなってケガが増えるのは、土踏まずのへこみが緩んで偏平足《へんぺいそく》になることが最も大きな原因。足裏が受けた力を分散できなくなってひざや股関節にダイレクトに衝撃が響くからです。土踏まずがしっかりできれば、衝撃が分散できて、安定した姿勢が保てます。

メリット4　免疫力アップ

つま先立ちになることでふくらはぎが鍛えられて、ふくらはぎの筋肉がしっかり動くようになります。ふくらはぎが第二の心臓と呼ばれていることは有名ですね。第二の心臓のポンプ効果によって血流が促されます。

リズムに乗って筋肉運動をすることで自律神経のバランスが整い、副交感神経の働きが高まります。副交感神経は胃腸を支配しているのでリラックスしている時に胃腸の働きがよくなって、便秘や下痢が改善され、また、免疫細胞が活性化して免疫力もアップします。インフルエンザや腸炎などの感染症にもかかりにくくなります。

さらに、このところ大きな注目を集めているのが二つのホルモンです。**骨からは骨ホルモンの「オステオカルシン」、筋肉からは成長ホルモンの「マイオカイン」が麦踏みエクササイズによって分泌されるのです。**

骨ホルモンのオステオカルシンが分泌されると期待できる効果は１４６ページの通りです。

このように、骨ホルモンのオステオカルシンというのは骨芽細胞《こつが》が出す若さを生み出すメッセージ物質。**オステオカルシンは骨の中から血管を通じて全身に届けられ、「記憶力」「筋力」さらには「生殖力」までも若く保つ力があるのです。**

筋肉から出る成長ホルモンのマイオカインも素晴らしい機能を持っており、現在

••• 骨ホルモン「オステオカルシン」で期待できる健康効果

膵臓

インスリンの分泌を促進し、血糖値を下げます。これはＮＨＫの健康番組でその効果が実証されました。さらに、コレステロール・血圧を下げる効果も期待できます。

脳

神経細胞の結合を促して、認知機能を改善します。

心臓

動脈硬化を防ぎ、心筋梗塞を予防します。

肝臓

肝細胞の代謝をアップするので肝機能向上に効果大です。

腎臓

ホルモンの分泌を促し、腎機能を改善します。

小腸

糖などの栄養吸収を促進します。

精巣

男性ホルモンの分泌を促進し、生殖能力アップに寄与します。

皮膚

骨で作られるコラーゲンを増やすので、美肌効果があります。ハリ・しわの改善も。

成長ホルモン「マイオカイン」で期待できる健康効果

1	血圧を下げる
2	血糖値を下げる
3	脳を活性化する
4	脳卒中の減少・心疾患の予防・改善
5	動脈硬化の改善
6	ガン発生率の低下
7	免疫機能の亢進
8	肝機能、膵臓機能の亢進（脂肪を分解してくれる、血糖値を下げる）
9	若返り効果（老化の予防）

分かっているだけでも上の表のような効果が期待できます。

麦踏みエクササイズを続けることで、このような素晴らしい効果が期待できます。毎日の継続が大事なので、とにかく一日でも早く始めて、そして続けていってくださいね。

麦踏みエクササイズの具体的なやり方は１５０ページを参照してください。

麦踏みエクササイズの準備・注意点

まずはふくらはぎをさわって「今日もがんばろうね」「よろしくね」と声をかけながら軽くさすってください。

この声がけがとても重要なんです。私たちも「いつもありがとう！」って声をかけられたらうれしいですよね。私は筋肉にも意志があると思っています。感謝の気持ちをもって意識して動かすことで、より運動効果が上がります。

それから、エクササイズをしている間は笑顔で！　怖い顔ですると筋肉もこわばります。笑顔の時に筋肉も緩むので、より効果的です。

声を出すことも大切です。「有酸素運動」をしたいので、声に出して数を数えることがしっかり息を吐いて吸うことにつながります。

STEPは4までありますが、1〜4までを続けて行いましょう。ポーズは同じなのですが、かかとを落とすタイミングを変えることで、ふくらはぎ、土踏まず、かかとの骨を強化、刺激することができます。

腰や膝に痛みなどがある時は、椅子に座って麦踏みエクササイズをしていただいても大丈夫です。椅子に座ってエクササイズをしてもふくらはぎやかかとは十分刺激されます。または、壁や手すりなどを支えにして行ってもいいでしょう。

大切なのは、「毎日継続すること」です！

ＳＴＥＰ１～４の回数は目安ですが、体調に合わせて加減してください。

では、次ページを参考に麦踏みエクササイズをスタートしてみましょう。

••• 麦踏みエクササイズのやり方

最初のポーズ **足をぴったりをつけてまっすぐに立ちます。**
（以下同じポーズで①）

STEP1 8でおろす → 4回くり返す（**ふくらはぎの強化**）

次ページの②の要領で、つま先立ちになって、ふくらはぎがきゅっと縮んだのを意識してください。つま先立ちのまま、1から8まで声に出して数えて、「8」でかかとを下ろします（③）。顔は笑顔で、意識はふくらはぎに向けてください。これを4回くり返します。

⬇

STEP2 4でおろす → 4回くり返す（**土踏まず**の強化）

続けて、②の要領でつま先立ちになって、ふくらはぎに加えて、土踏まずを意識するようにします。土踏まずがしっかり上がっていることを確認しながら1から4まで数えて「4」でかかとを下ろします（③）。これを4回くり返します。

⬇

STEP3 2でおろす → 4回くり返す（**かかとの骨刺激**）

少し速いテンポになります。続けて、②の要領でかかとを上げ、「1、2」と数えながら「2」でかかとを落とします（③）。顔は笑顔で、しっかり声も出してください。かかとの骨に刺激を与えている、ということを意識します。これを4回くり返します。

⬇

STEP4 1でおろす → 50回くり返す（**すべての強化**）

リズムよくかかとを落とします。テンポよくリズミカルに動かすことでセロトニンの分泌を促します。②の要領でつま先立ちになって、ふくらはぎ、土踏まず、かかとを意識しながら「1〜50」までを声に出して数えながらトントンとリズムに乗ってかかとを落とします（③）。50回続けましょう。

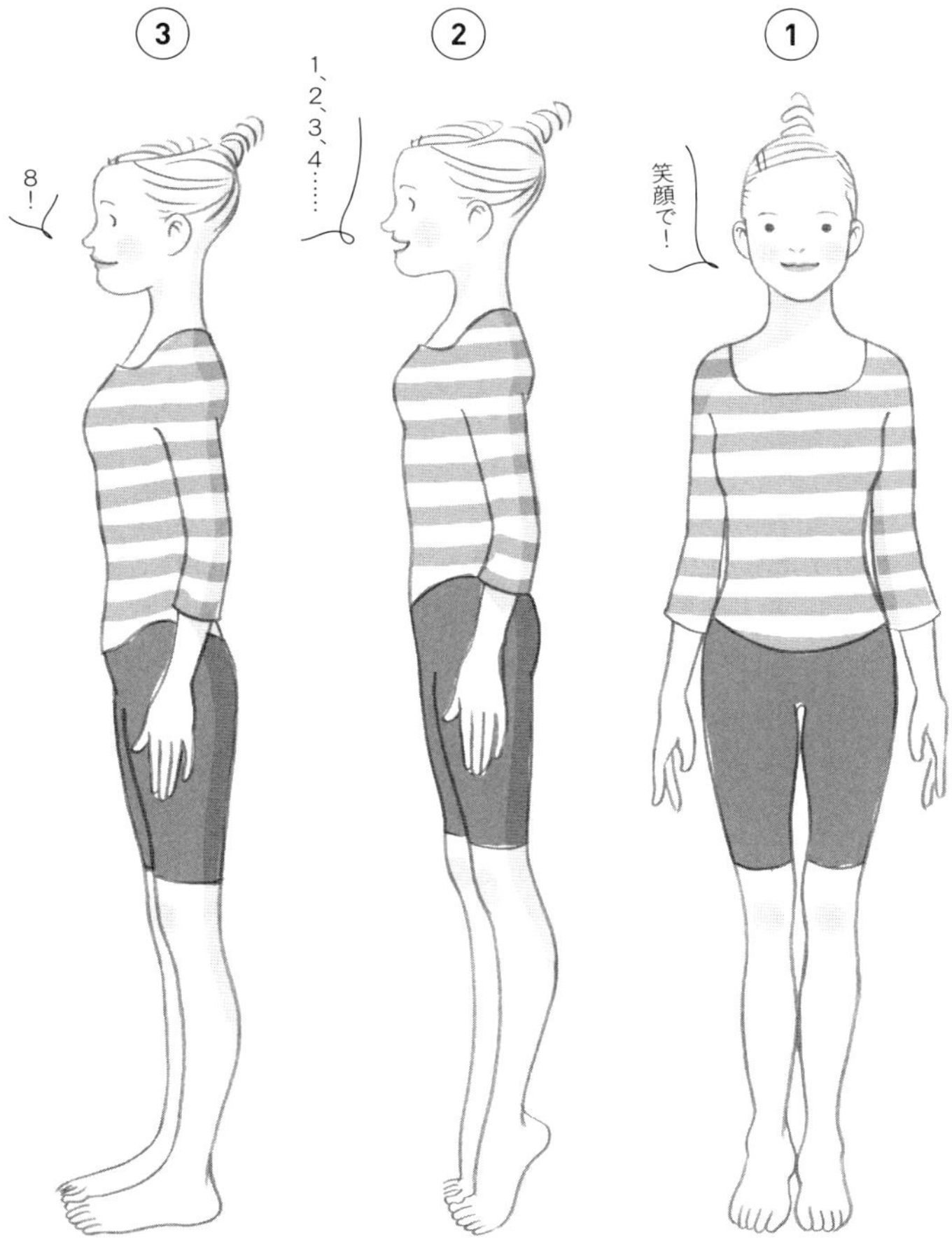

足をぴったりつけて
立ちます。

かかとを上げて、
数を数えます。

かかとを
落とします。

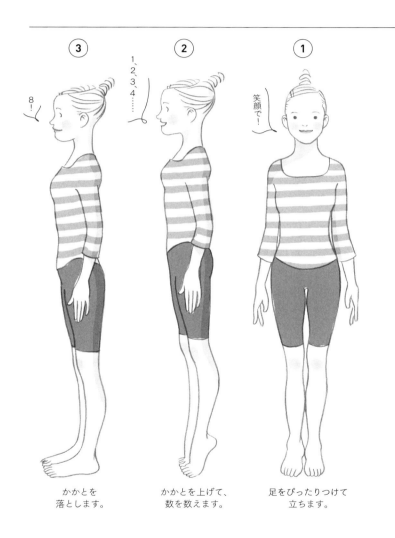

ファスティングの勧め

最近話題の健康法「ファスティング」をご存知でしょうか。ファスティングは発酵ドリンクなどを飲みながら行う「断食」のことです。

私は薬を使わない薬剤師として、このファスティングを推奨しています。ヨーロッパではファスティングは「メスを使わない最良の手術」とも言われています。

やってみたいけれど、食べずに数日間も過ごすなんてムリ！　とはじめから諦めている方も多いでしょうね。「断食」と聞くと、「食べられないことは辛いこと」と思われるかもしれませんが、私が現在開催している3日間の合宿では、最終日に「楽しかった」「ぜんぜん辛くなかった」「もっとできそう」というお声をいただいています。3日間で口にするのは、私が作った発酵ジュース、カフェインレスのお茶、塩、それに水だけですが、今までところ脱落者はゼロ！　参加者さんはこの3日間で人生が変わる体験をされます。

ファスティングによって、普段は活発に働かざるを得ない胃腸を休ませることができます。その間に毒素や老廃物を除去して腸内環境を改善し、内臓器官を休めることができるのです。

次のような悩みをお持ちの方には特にお勧めします。

- 最近疲れやすく、休んでもなかなか疲れが取れない
- ストレスからつい食べすぎてしまう
- むくみが慢性化していて、夕方になると足がパンパンになる
- 更年期障害に悩んでいる
- イライラすることが多い

- なかなか寝つけなくて寝不足になりがち
- ダイエットが長続きしない
- 食べる量は変わらないのに、年齢とともに太りやすくなってきた
- 生理痛や頭痛、肩こりがひどくてつい薬に頼ってしまう

ファスティングによってゆっくり休んだ腸は元気を取り戻し、そこで活動する免疫の働きも一層活発になります。また、ファスティング中は消化器官がほぼ休業状態になるため、いつもより感覚が研ぎ澄まされて睡眠も深くなります。体験をされた人の中には、「人生で一番深く眠れた」という70代の方もいらっしゃいました。

もう一つ、ファスティングのすごい効果についてお話ししましょう。

2016年、東京工業大学大隅良典《おおすみよしのり》栄誉教授がノーベル医学生理学賞を受賞されました。「オートファジー」の仕組みを分子レベルで解明したことによる受賞です。

オートファジーとは「オート（自分自身）」と「ファジー（食べる）」を組み合わせた造語で人間に備わっている「自食作用」のことです。

身体の60兆個ともいわれる細胞は代謝等で溜まる老廃物により機能しなくなり、病気や老化の原因になると言われています。この老廃物を自分自身で分解し、新たに必要なものにつくり替える「リサイクル機構」がオートファジーシステムなのです。

そして、このオートファジーの働きを最も低下させてしまうのが〝食べすぎ〟。**飢餓状態をつくることでオートファジーが活性化されるのです。**このことを知ってしまったら、オートファジーのシステムを使わない手はありませんよね。

日常の生活の中で飢餓状態を作ることは至難の業です。合宿という形をとるからこそ同じ思いの仲間と励まし合い、楽しんで飢餓状態を作ることができるのです。

私は「人生を変えるファスティング」と銘打っていますが、オートファジーのスイッチをONにすることができるか、知らずにOFFのままでいるかで、これからの健康人生は大きく変わっていくと思いませんか。

おわりに

病院に行く人たちの目的は「病気を治してもらいたい」ということです。だから辛い症状でも長く待ち、薬をもらおうとします。ですが、薬剤師として医療現場で働いていて分かったことは「薬は病気を治すものではない」ということです。

薬というのは急性のアクシデントに対する処置として症状を抑えるものでしかありません。

病気は、その原因によって三つの種類に分けられます。一つ目は、ダウン症のような遺伝子異常や脳障害が原因の先天性の病気です。二つ目はインフルエンザやおたふくかぜのようにウイルスや細菌などが原因となっている伝染病や感染症。そして三つ目は高血圧や糖尿病、加齢が原因で起きる生活習慣病と呼ばれるものです。これらを私たちは普段ひとまとめにして「病気」と呼んでいます。

二つ目の伝染病や感染症は外部にある目に見えないウイルスや細菌による発病なので、細菌を殺すための抗生剤や、抗ウイルス薬も必要でしょう。また、感染によって受けた身体のダメージを緩和するための薬も状況に応じて必要になります。

一方、本書のテーマでもあるコレステロールのような生活習慣病は、自分の生活習慣が生み出したものです。自覚がないまま進行して、ある日突然健康診断に引っかかって「要診察です。すぐに医者にかかってください」などと言われてパニックになり、あわてて薬を飲みだすというようなことがあちらこちらで起こっています。そして時には副作用に苦しめられたり、「いったいいつまで薬を飲み続けないといけないのか」と悩んだりしている人のなんと多いことでしょうか。

慢性的な疾病に対して薬ができることは「治す」ことではなく「症状を抑えること」だけです。薬を飲んでいる間は薬の力で症状が抑えられてはいますが、身体自体がよくなっているわけではないので薬をやめたら元の木阿弥《もくあみ》です。かといって死ぬまで薬を飲み続けるべきなのか？　私はそれに対してはどうしても異議を唱えたくなってしまいます。

薬は確かに便利です。他の一切を変えなくても薬さえ飲んでいれば症状が抑えられて基準値の正常な範囲に近づいていくのですから、魔法のような存在です。でも、それでも、薬を飲み続けることには本書で紹介してきたように大きな、かつ深刻なリスクが伴うことは知ってほしいと思います。

これまで盲目的に処方された薬をただ飲んでいただけという人は、一度その薬について医者や薬剤師にとことん聞いてみてください。本書以外にも薬のリスクを訴えた本はたくさん出ていますので、気になる方はそちらも読んで自分の頭で考えてみてください。

これからも薬を飲み続けるのかどうか、その判断を下すのはあなた自身です。

「自分の健康は自分で守る」

薬に頼りすぎることなく健康に暮らす方が増えることを願ってペンを置きます。

宇多川久美子

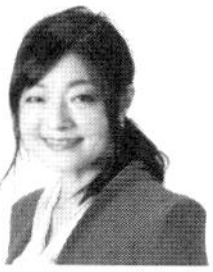

著者　宇多川久美子（うだがわ・くみこ）

1959年千葉県生まれ。明治薬科大学卒業。薬剤師・栄養学博士（米AHCN大学）。一般社団法人国際感食協会代表理事。NPO法人「統合医学健康増進会」常務理事。医療の現場に身を置きながら薬漬けの治療法に疑問を感じ、「薬を使わない薬剤師」を目指す。現在は、自らの経験と栄養学・運動生理学等の知識を活かし、感じて食べる「感食」・楽しく歩く「ハッピーウォーク」を中心に、薬に頼らない健康法を多くの人々に伝えている。主な著書に『薬を使わない薬剤師の「やめる」健康法』（光文社新書）、『薬剤師は薬を飲まない』（廣済堂新書）、『薬が病気をつくる』（あさ出版）、『薬を使わない薬剤師の断薬セラピー 薬をやめれば、病気は治る』（WAVE出版）がある。

一般社団法人国際感食協会　http://kanshoku.org/

参考文献

宇多川久美子『薬剤師は薬を飲まない』（廣済堂新書）

板倉弘重（総監修）『コレステロールをみるみる下げるコツがわかる本―自分で、すぐできる! 高コレステロールリセット法』（永岡書店）

大櫛陽一『コレステロールと中性脂肪で、薬は飲むな』（祥伝社新書）

宗田哲男『ケトン体が人類を救う』（光文社新書）

Staff

アートディレクション　尾崎文彦（tongpoo）
ブックデザイン　目黒一枝、
藤原瑞紀（tongpoo）
イラスト　岡本典子
編集協力　白鳥美子
編集制作　早草れい子

薬剤師が教える薬に頼らず長生きする方法
それでも「コレステロール薬」を飲みますか？

2018年３月30日　初版発行
2022年11月10日　９刷発行

著　者　宇多川久美子
発行者　小野寺優
発行所　株式会社河出書房新社
〒151-0051　東京都渋谷区千駄ヶ谷2-32-2
電話 03-3404-8611（編集）
03-3404-1201（営業）
https://www.kawade.co.jp/
印刷・製本　図書印刷株式会社

ISBN978-4-309-28671-6
Printed in Japan

●●● 15ページの解答

❶×　❷×　❸○　❹×　❺○　❻○　❼○　❽○　❾○　❿×
⓫×　⓬×　⓭○　⓮×　⓯×